子どもたちの笑顔を支える小児緩和ケア

著 多田羅竜平
大阪市立総合医療センター
緩和医療科部長／緩和ケアセンター長

金芳堂

序　文

　英国オックスフォードの地に，世界で最初の子どものホスピス「ヘレンハウス」を訪れたのは 2005 年夏のことでした．
　そのころ，すでに小児医療の進歩によってかつては救えなかった多くの子どもの命を救うことができるようになってきていましたが，それでもなお，残念ながら早期の死を余儀なくされる子どもたちも存在していました（もちろん，現在も存在します）．このような生命を脅かす病気とともに暮らす子どもたちとその家族の QOL の向上を目指す取り組みとして，「小児緩和ケア」がヨーロッパ，北米，オセアニアなどの欧米先進諸国においてこの四半世紀余りの間に広く発展してきました．なかでも驚かされたのは，英国ではすでに子どものホスピスが 40 施設近く活動していることでした．
　一方，10 年余り前の日本では，まだ「子どものホスピス」という言葉すら全く知られておらず，ましてや組織的，体系的な小児緩和ケアの提供体制は皆無に等しい状況でした．私自身，痛みに苦しむ子どもや呼吸苦に喘ぐ子ども，そして子どもの死が間近に迫りベッドサイドで悲しみに打ちひしがれる両親など，死を避けられない子どもや家族の方たちの苦痛や困難に間近に接してきました．しかし，当時の私にはその苦しみを和らげるための十分な知識も技術も持ち合わせていませんでしたので，適切な緩和ができないまま看取らざるをえない現実に，忸怩たる思いを抱くよりほかありませんでした．
　そのような折に，オックスフォードで過ごした 10 日間，子どものホスピスをはじめとする，小児緩和ケアの実践とそれを社会全体で支える精神に圧倒された私は，小児緩和ケアの専門家を目指して英国で学ぼうと決心しました．とはいうものの，なにしろ未知の領域でしたので何から始めればいいのか右も左もわからず，将来の具体的な計画どころか帰るところも定まらないまま，

何はともあれ英国に向かったというのが実情でした．英国では，ロンドンとリバプールの小児病院の緩和ケアチーム，最後は Marie Curie Hospice Liverpool で成人の緩和ケアについても研修させていただきながら，Cardiff 大学の緩和ケアディプロマ・コース（世界でもっとも歴史のある緩和ケア教育プログラム）の履修を通じて，緩和ケアの基礎から応用まで勉強する機会を得ました．こうして，最初はどうなることかと思いましたが，たくさんの方々のご厚意に助けられながら，苦しくも充実した時間を英国で過ごすことができました．

　帰国した当初は，小児緩和ケアを始動することは容易ではありませんでしたが，おりしも 2007 年のがん対策推進基本計画において緩和ケアが重要課題になったこともあり，小児医療の現場でも少しずつ緩和ケアの重要性が理解されるようになってきました．さらに 2012 年の第 2 期がん対策推進基本計画では，小児がん拠点病院の施設要件として小児緩和ケアの実践が義務づけられ，小児緩和ケアの研修会が国の事業として展開されるなど政策的な後押しもあり，この 10 年の間に小児緩和ケアも少しずつ発展してきたことを実感しています．

　そして 2016 年春，10 年前には「子どものホスピス」という言葉すら耳にすることがなかったわが国において，はじめての子ども専用のホスピス施設「TSURUMI こどもホスピス」が多くの人たちの協力によって大阪市鶴見区に誕生しました．医療や福祉の制度から独立したフリースタンディング・スタイルでの寄付に基づくホスピス運営は，欧米では標準的であるものの，わが国ではこれまで例のない画期的な取り組みです．社会全体で子どものホスピスなど小児緩和ケアの活動を支えていくことが当たり前の世の中を夢見ながら，その端緒となることを大いに期待しています．

　このように，これから小児緩和ケアがより一層，医療現場はもとより社会全体に浸透し，組織的，包括的，かつ重層的な提供体制を構築していくことが期待されるこの折に，本書を通じて，私が学んできたこと，考えてきたこと，そして実践してきたことをお伝えできる機会をいただけましたことをとてもうれしく，そしてありがたく思っています．

本書を通じて，一人でも多くの小児医療に携わる皆さんがこれまで以上に小児緩和ケアに興味を持ってくださり，より良い実践に向けて少しでもお役に立つことができることを願っております．そしてなにより，病気と共に暮らす子どもたちとその家族が様々な苦痛・困難から解放され，よりよい生活の質を得られることにわずかながらでも貢献できましたらそれに勝る喜びはございません．

　最後になりましたが，私に多くの学びと大きな力を与え続けてくれている，天国の子どもたちに心より感謝しています．そして，本書の出版にあたりお世話になった金芳堂の皆様にも感謝の意を表します．

2016 年 10 月

多田羅　竜平

＊本書の売り上げの一部を「TSURUMI 子どもホスピス」に寄付いたします．

本書について

　本書は，小児緩和ケアの各領域を教科書的に網羅するというより，なるべく読み物として気軽に読み通していただきながら，小児緩和ケアへの理解を深めていただけるような入門書的な役割を意識して著しました．
　本書は大きく分けて，8つのグループで構成されています．

1. **小児緩和ケアのアウトライン（1〜5）**では，小児緩和ケアの全体像を俯瞰できるように，理念の解釈に始まり，小児緩和ケアチームが働く上でのポイントまで，理念と実践のポイントを色々な視点からまとめています．
2. **小児緩和ケアをめぐる倫理的課題（6〜8）**では，子どもならではの倫理的課題である真実の告知と自己決定権の問題，さらにわが国ではコンセンサスの定まっていない生命維持治療の差し控え・中止の扱いについて考察しました．
3. **子どもの痛みを見立てる（9〜11）**では，判断が難しい子どもの痛みをどう評価し，共有すればいいのか解説しています．
4. **子どもの痛みを和らげる（12〜19）**では，子どもにおける鎮痛薬の使い方，とりわけオピオイドを安全かつ効果的に使えるよう具体的な扱い方を紹介しています．
5. **子どもの苦痛を和らげる（20〜26）**では，終末期を中心に生じやすい様々な苦痛な症状や困難な場面に対処するためのヒントとポイントを概説しています．
6. **愛する者との死別（ビリーブメント）（27〜28）**では，子どもを亡くした遺族へのケアを実践するために押さえておくべき「グリーフ理論の変遷」と「複雑なグリーフ」について紹介しています．
7. **小児緩和ケアの源流（29）**では，緩和ケアという新たな地平を開いたシシリー・ソンダース，「死」の臨床を開拓したエリザベス・キューブラー・ロス，小児緩和ケアの専門的なチーム・アプローチを確立したアン・ゴールドマンの3人の女性医師の功績を紹介します．

8. 英国の小児緩和ケア・よもやま話（30～34）では，小児緩和ケアの理念と実践において世界をリードし続けている英国の取り組みを紹介することを通じて，わが国における今後の小児緩和ケアの発展を考えるためのヒントを提供したいと思っています．

　なお，本書の執筆にあたっては，小児緩和ケア領域の薬物療法に関し日本におけるエビデンスは非常に少ないため，すでに高いエビデンスレベルによって確立された欧米のテキスト，ガイドラインを基本とし，これを日本の実情や民族差といった点を考慮しながら，最終的に日本で利用可能な内容に修正して提示しています．そのため，小児適応や保険適応のない薬剤の使い方も紹介していますが，その使用にあたってはくれぐれも十分な注意を払っていただくよう重ねてお願い申し上げます．
　リソースとして用いた主な欧米のテキストは以下のとおりです．

- WHO guidelines on the pharmacological treatment of persisting pain in children with medical illnesses. World Health Organization, Geneva, 2012.
- Oxford Textbook of Palliative Care for Children 2nd edition. Oxford University Press. New York 2012.
- ACT. Basic Symptom Control in Paediatric Palliative Care. Rainbows Children's Hospice Guidelines 8th edition 2011.
- Palliative Care Formulary 5th edition. Palliativedrugs.com Nottingham 2014.
- The Association for Paediatric Palliative Medicine Master Formulary 2015 (3rd editon).

目次

小児緩和ケアのアウトライン

- **1** 小児緩和ケアの理念と定義 …………………………… 8
- **2** 緩和ケアの対象となる子どもたち ………………………… 12
- **3** 病気による緩和ケアのニーズや倫理的課題の違い ………… 16
- **4** 成人と小児の違い ……………………………………… 21
- **5** 小児緩和ケアチームの働き方 …………………………… 23

小児緩和ケアをめぐる倫理的課題

- **6** 子どもたちにどこまで真実を話せばいいのだろうか ……… 32
- **7** 子どもたちに自己決定権はあるのだろうか ……………… 43
- **8** 生命維持治療の差し控えと中止は何が違うのだろうか …… 49

子どもの痛みを見立てる

- **9** 痛みについて尋ねる …………………………………… 57
- **10** 痛みの程度を測る ……………………………………… 60
- **11** 言葉で表現できない子どもの痛みを推し測る …………… 65

子どもの痛みを和らげる

- **12** 非オピオイド鎮痛薬の使い方 …………………………… 68
- **13** オピオイド開始時の選択 ………………………………… 72
- **14** オピオイドのタイトレーション ………………………… 81
- **15** オピオイドの副作用 …………………………………… 84
- **16** オピオイドの呼吸抑制 ………………………………… 88
- **17** オピオイドの変更 ……………………………………… 90

| 18 | PCAの管理 | 93 |
| 19 | 神経障害性疼痛 | 99 |

子どもの苦痛を和らげる

20	呼吸困難への対処	110
21	呼吸困難に対するモルヒネの使い方	114
22	夜間の不眠	117
23	せん妄	122
24	嘔気，嘔吐	126
25	倦怠感	135
26	安らかな死の看取り	141

愛する者との死別（ビリーブメント）

| 27 | グリーフ理論の変遷 | 146 |
| 28 | 子どもを亡くした遺族の「複雑なグリーフ」 | 157 |

小児緩和ケアの源流

| 29 | 3人の女性医師の功績 | 168 |

英国の小児緩和ケア・よもやま話

30	在宅ケアを支える人たち	177
31	子どものホスピスってどんな施設？	187
32	生命維持治療の差し控え・中止のガイドライン	202
33	慈悲的な抜管（Compassionate Extubation）	213
34	ビリーブメント・ケアの実践（リバプールの活動を中心に）	218

小児緩和ケアのアウトライン

小児緩和ケアの理念と定義

1997年，世界で最初の小児緩和ケアのガイドラインである「小児緩和ケアサービスの発展に向けての指針」が英国小児緩和ケア協会（現在のTogether for Short Lives）と英国小児科学会（Royal College of Paediatrics and Child Health: RCPCH）によって出されました．この中で小児緩和ケアの定義が示され，国際的にも広く用いられてきました（表1）．

表1 小児緩和ケアの定義

> 生命を制限する病気とともに生きる子どもと若者のための緩和ケアとは，身体的，情緒的，社会的，スピリチュアルな要素を含む全人的かつ積極的な取り組みである．そしてそれは子どもたちのクオリティ・オブ・ライフ（QOL：生活の質）の向上と家族のサポートに焦点を当て，苦痛を与える症状の緩和，レスパイトケア，看取りのケア，死別後のケアの提供を含むものである．
> （英国小児緩和ケア協会・英国小児科学会，1997年）

トータル・ペイン（全人的苦痛）の2つの解釈

この定義で強調されている「全人的（Total）な取り組み」とは，子どもの「苦痛」を「トータル・ペイン（全人的苦痛）」として捉え，全人的にケアすることを意味しています．「トータル・ペイン」の概念の本来的な理解は，「痛み」を「身体的苦痛」としてのみ捉えるのではなく，「精神的苦痛」，「社会的苦痛」，「スピリチュアルな苦痛」を併せ持ち，それらがお互いに関連しあうという理解に立っています．つまり，「痛み」の存在は，身体的な不快であることはもちろんですが，加えて気持ちのつらさ（「病気が悪くなっているのではないか」という不安や「自分のやりたいことができない」という落ち込み，「やる気が起きない」といった意欲の低下など），社会参加の制限

（友人との交流が妨げられる，学校に行けないなど），さらには「こんなつらい思いをしてまで生きる意味があるのか」などの苦悩に圧倒されるスピリチュアルな苦痛を伴いうる，まさにトータル・ペインとして理解することが大切だということです．

　一方で，本来のトータル・ペインの概念とは少し異なる理解も広く見受けられるようになってきました．それは，病気に伴って生じる苦痛は，その性質によって「身体的苦痛」，「精神的苦痛」，「社会的苦痛」，「スピリチュアルな苦痛」の4つの要素に分類でき，これら4つの苦痛を併せて「トータル・ペイン」とする解釈です．この解釈も病気を持つ人の様々な苦痛を全人的に理解することの重要性を示している点では本来の解釈と相違ありません．しかし，「痛み」は身体的苦痛，「不安」は精神的苦痛といった具合に生じる苦痛を該当するカテゴリーに分類することのほうが重視されると，「痛み」が「身体的苦痛」としてのみ理解され，全人的な側面が軽視されてしまうことが懸念されています．「痛み」を持つ子どもを，身体的，精神的，社会的，そしてスピリチュアルな苦痛を併せ持つ，まさしくトータル・ペインを抱える人としてかかわることによってこそ，「痛み」を緩和することの意義，重要性の理解が深まるのではないかと思います．

あきらめの医療ではない

　「積極的な取り組み（active approach）」というのは，なんだか当たり前のことを言っているように感じるかもしれません．しかし，この言葉の意味するところは，緩和ケアがしばしば「治療をあきらめ，死を受容することと引き換えに提供される最終的な手段（last resort）」といったニュアンスでイメージされてきたことに対して，緩和ケアは決して「あきらめの医療ではない」ということを強調したいのだと思います．

　つまり，緩和ケアはQOLの向上を目指して積極的に働きかけること，そして生きることを積極的に支えることに主眼を置いたケアだということを意味しています．もちろん，QOLの向上と治療の断念は必ずしも同義ではありません．根治的な治療を行うことがQOLの向上につながるのであれば，治療をより苦痛なく行えるように支援するのも緩和ケアの役目だと言えます．

この点をさらに強調すべく新たに Together for Short Lives が提示する小児緩和ケアの定義では，先の定義の中に「緩和ケアは，診断時から始まり，その後の子どもの人生全体，そして死別後までを含む」という文章が加わっています．

　なお，この定義が「家族のサポート」に特別言及しているのは，家族は医療者にとって子どものケアを提供する上でのパートナーであると同時に，子どもとともに病気を苦しみ，様々な困難を抱える第二の患者であることを常に考慮すべきであることを示しています．

いつでもどこでも提供する

　この英国小児緩和ケア協会と英国小児科学会による定義とは別に，翌1998年には世界保健機関（WHO）によって"Cancer Pain Relief for Children（小児がん疼痛緩和のためのガイドライン）"が出され，その中で小児がんの子どもたちのための緩和ケアについて定義（**表2**）が示されるとともに，小児がんにおける疼痛緩和の標準的なアプローチが示されました．

表2 小児がんの子どもたちのための緩和ケアの定義（WHO）

緩和ケアとは，身体，精神，スピリットへの積極的かつ全人的なケアであり，家族へのケアの提供も含まれる．それは，疾患が診断されたときに始まり，根治的な治療の有無に関わらず，継続的に提供される．医療従事者は子どもの身体的，心理的，社会的な苦痛を適切に評価し，緩和しなければならない．効果的な緩和ケアとは，家族も含めた幅広い多職種的な対応と地域における社会資源の有効な活用を必要とする．必ずしも人材や社会資源が十分でなくても満足のいく緩和ケアを実践することは不可能なことではない．緩和ケアは，三次医療機関でも，地域の診療所でも，そして子どもの自宅でも提供しうるものである．

（WHO，1998年）

　この定義では，先のRCPCH/ACTの定義に加えて，緩和ケアは「病院でも，地域でも，場所を限らずに」提供しうるものであることが強調されています．これは英国では小児緩和ケアは，病院でも地域でも提供することが自明のことだったのに対し，WHOが対象とする国の多くは緩和ケアの提供

体制が病院にも地域にも十分に整備されていないということも影響していたと思われます．

大人も子どもも，がんも非がんも，緩和ケアの対象に

　先のWHOの定義は小児がんを対象としたものでした．WHOは2002年に緩和ケアの新たな定義を提唱しており（**表3**），こちらはがんのみならず「生命を脅かす疾患」を対象として，小児と成人のいずれにも共通する理念が示されています．

　問題に早期から関わることや**苦痛の予防**にもフォーカスしている所など新しい理念が含まれており，国際的にも緩和ケアの定義として広く定着してきています．

表3 WHOによる緩和ケアの新定義

> 緩和ケアとは，生命を脅かす疾患による問題に直面している患者とその家族に対して，痛みやその他の身体的問題，心理社会的問題，スピリチュアルな問題を早期に発見し，的確なアセスメントと対処（治療・処置）を行うことによって，苦しみを予防し，和らげることで，クオリティ・オブ・ライフ（QOL：生活の質）を改善するアプローチである．
>
> （WHO，2002年）

2 小児緩和ケアのアウトライン
緩和ケアの対象となる子どもたち

命を制限する（脅かす）病気とは

　かつては小児緩和ケアの対象として「生命を制限する病気（Life-limiting conditions）」のために成人に達するまでに死を迎えるであろう子どもたちが念頭に置かれていました．しかし，医療の進歩もあり，生命を制限する病気を持ちながら成人に達する子どもたちも増えてきたため，「子どものうちに死を迎える病気」の子どもだけを対象としていたのでは，小児期から継続的に緩和ケアを必要としながら成人を迎える患者さんたちが対象からあぶれてしまうという問題が顕在化してきました．

　そもそも，子どもの生命を制限する病気は稀なものが多く，病態が多様であり，標準治療の確立しているものばかりではありません．そのため，病気の臨床経過が必ずしも明確でないことが多く，いつ死を迎えるか判断することは必ずしも容易ではありません．さらには，必ずしも進行性の疾患の子どもだけが緩和ケアを必要としているわけではなく，非進行性の疾患であっても重度の神経合併症のために死に至る可能性の高い子どもたちも様々な緩和ケアのニーズを抱えていることが少なくありません．

　また，がんなど根治が期待しうる病気においては根治が目指せなくなったら緩和ケアの対象患者になるという認識がかつては一般的でしたが，近年は根治を目指しうるか否かに関わらず，早期から（転じて診断時から）緩和ケアの対象とするべきであるという考え方が強調されるようになってきました．こうして緩和ケアの対象となりうる子どもの範囲が広がっていくにつれて，現在は「生命を制限する病気」よりも広い概念を表しうる表現として「**生命を脅かす病気（Life-threatening conditions）**」という言葉が用いられるようにもなってきています．

緩和ケアの対象となる病気とは

では果たして，どの程度に生命を脅かす病気であれば緩和ケアの対象となりうるのでしょうか．議論はあるものの，現在のところ「親よりも早く死ぬことが高い確率で予想される病態（40歳ぐらいまでに死を迎える可能性が高い）」という理解が国際的に広く受け入れられているようです．

一般的には進行性の疾患や重い神経疾患などが主体と考えられますが，一方で脳炎などの急性疾患，重度熱傷などの事故，あるいは超未熟児なども病状によっては死亡の確率が高く，様々な困難が子どもや家族に生じますので，緩和ケアの対象になりえるといえるでしょう．

さらに，致死的ではないものの，多くの複雑な問題を抱えた病気（自閉症，ダウン症など）の子どもたちも緩和ケアのサービスを利用するメリットがある場合もありえます．こうして緩和ケアの対象を広げていくと，最終的には「全ての病気の子どもたち」が緩和ケアの対象となり得るといえなくもありません．

対象を規定する難しさ

このように，緩和ケアの対象となる子どもにはどのような病態が含まれるのかを厳密に規定することは容易ではありません．また，同じ病気であっても緩和ケアのニーズがない場合もあれば多くの複雑なニーズを有する場合もあります．

したがって，緩和ケアの対象となる病気の範囲は，疾患や医学的条件のみで明確に決められるものではなく，重要なのは診断そのものよりもむしろどのような緩和ケア上の問題（苦痛な症状，生活上の困難，限られた時間をより大切に過ごすためのバリアなど）があるのかを適切に評価することだと思います．

いずれにせよ，現時点において「どのような子どもを緩和ケアの対象とするのか（あるいは対象としないのか）」について明確な定義や境界があるわけではありません．

あくまでも「近い将来の死が避けられない病気の子ども（とその家族）」をコアな対象としながら，提供しうる緩和ケア・サービスの専門性の範囲，

人的資源の許容範囲，地理的な限界，社会的・政策的な要請，文化的背景などに基づいて，対象とする「生命を脅かす病気」の範囲や優先順位を規定していくのが現実的だといえるでしょう．

疫学

　生命を制限する病気の子どもがどのくらいいるのか（有病率）について，わが国での正確な数字を示すことは困難ですが，英国での大規模なコホート調査（Huntら，2013）によると，地域によって差はありますが，有病率は小児人口1万人当たり8-10人とされています．その他，英国保健省による推計（Dpt of Health, 2007）では小児人口1万人当たり約15人と報告されているなど様々な報告がありますが，総じて小児人口1万人当たり10人前後となっています．

　おそらくわが国の状況も同様なのだろうと思われますが，詳細な数字は不明です．欧米諸国に比べわが国では，生命を制限する病気の子どもたちに対して人工呼吸管理などの生命維持治療を積極的に行う傾向があることなどを

表1 生命を制限する病気の内訳〔Huntら，2013〕

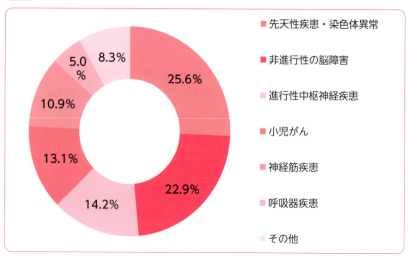

(Huntら，2013)

考えると，欧米のデータより少し多いのかもしれません．

先の英国の調査に基づく生命を制限する病気の内訳を**表1**に示します．この表からもわかるとおり，小児がんは全体の2割にも満たず，多くは先天性の疾患や中枢神経の疾患が占めています．これらの病気の多くは小児特有の稀なものであり，その中には遺伝性，家族性の病気も多数含まれ，家族に二人以上同じ病気の子どもがいることもあります．

また，生命を制限する子どもたちの約10%が1年間に死亡するとされ，そのうち小児がんの占める割合は死亡患者全体の約18%となっています．

現在のところ，わが国の小児緩和ケアの提供は「がん対策推進基本計画」を契機に小児がん領域が中心となって進められつつありますが，成人以上に小児領域においては，非がんの患者さんたちへの緩和ケアの提供体制の整備が重要な課題であるといえるでしょう．

ACT/RCPCH. A Guide to the Development of Children's Palliative Care Services: Report of the Joint Working Party. 2nd Edition. ACT/RCPCH, London, 2003

Department of Health. Palliative Care Statistics for Children and Young Adults. London: Department of Health; 2007

Hunt A, et al. The big study for life-limited children and their families: Final research report. Together for Short Lives, 2013

3 小児緩和ケアのアウトライン
病気による緩和ケアのニーズや倫理的課題の違い

生命を制限する病気の分類

　小児緩和ケアのニーズは多様であり，病気のタイプによっても異なる特徴があります．そのため，イギリスの小児緩和ケア協会（ACT）と小児科学会（RCPCH）は「生命を制限する病気」のニーズを評価するに当たって4つのグループに分類しています（表1）．

　ちなみに，この分類はあくまでも緩和ケア・サービスの計画を立てる際に参考とするためのものです．分類することそのものを目的としたものではありませんし，そもそもクリアカットに分類するのは必ずしも容易ではありません．特にグループ2と3は分類するのが難しいといえます．

表1　生命を制限する病気の分類

> グループ1：根治療法が功を奏することもあるがうまくいかない場合もあるような生命を脅かす病気．治療が不成功な場合には緩和ケアを要するかもしれない．
> 　例）小児がん，心不全など
> グループ2：早期の死は避けられないが，治療によって予後の延長が期待できる病気
> 　例）神経筋疾患など（原著ではのう胞性線維症が代表疾患として挙げられている）
> グループ3：進行性の病態で，治療は概ね症状の緩和に限られる．
> 　例）代謝性疾患など
> グループ4：不可逆的な重度の障害を伴う非進行性の病態で，合併症によって死に至ることがある．
> 　例）重度脳性まひなど

● グループ1

　グループ1の疾患としては治癒を目指せる**小児がん**が典型的です．診断されると，まずは治療を目標に今後の計画を立てることになるでしょう．

治癒を目指して治療している時期における緩和ケアの関わりとしては，病気や治療による疼痛などの苦痛症状の緩和，根治できるのかどうか見通しが不安定な中での心理的なサポートや意思決定支援，病気の治療をしながらでもなるべく社会的にドロップアウトしないように，あるいは社会との関係が途切れて孤立しないためのサポートなどがあります．

　加えて，治癒が見込めなくなり，緩和ケアのニーズがさらに高くなった時に適切なタイミングでケアが得られるように，切れ目なく緩和ケアの担当者との関係を維持しておくことも必要かもしれません．ただ，「緩和ケア」というと，治癒を目指している時期や，進行期だとしてもまだ症状が強くない時期であれば，「まだその時期ではない」と感じる人が一般の人たちだけでなく医療者の中にも少なくないことも確かでしょう．

　成人でのRCTですが，転移のある肺がんと診断された時点で緩和ケアの専門家に定期的に受診した群（介入）と従来通り主治医や患者などが緩和ケアを必要と感じたタイミングで緩和ケアの専門家を受診した群（コントロール群）を比較した研究があります．この研究では介入群の方が生活の質が高く，うつ病の発症が少なく，抗がん治療の期間が短く，そして予後が長かったことが報告されました（Temelら，2010）．

　この報告は特に介入群で3ヵ月近く生存期間が長かったという点で世界中のがん治療に関わる人たちを驚かせました．なぜこのような結果が出たのか，まだ十分明らかになっていませんので，緩和ケアチームのどのような関わりが効果的だったのか，他のチームでも同じ結果が出るのか，そして小児がんの患者さんたちにも同じことが当てはまるのか，はっきりしたことはわかりません．

　あまり早合点はできませんが，緩和ケアチームの早期からの関わりが予後を良くするかどうかはさておき，できる限り早い段階から緩和ケアの担当者が患者さんと関係を持てるように工夫することは大切なのだろうと思います．

　このグループにおいて倫理的な課題となりやすいのは，**治癒を目指すことが難しくなってきた時に根治的な治療をどこまで行うべきかジレンマが生じる**ことでしょう．特にこの時期の治療は「やめ時」の判断に悩むことが少なくありません．

　医療者としては，**どのような根拠に基づいて，どのようなスタンスで治療**

方針を提案するのか，患者・家族を含めた関係者が十分に納得できる落とし所を踏まえた話し合いが必要になります．話し合いでは解決が難しい時や議論が並行線になった場合，最終的な意思決定は誰が行うのか，特に子どもの意思決定権をどの程度尊重するのかも課題になります．

●グループ2●

グループ2の疾患としては，**デュシャン型筋ジストロフィなどの神経筋疾患のために呼吸不全を生じる疾患**が典型的と考えるのではないでしょうか．ところが，欧米の多くの国では神経筋疾患はグループ3に含められているのが一般的です．

というのも，神経筋疾患の子どもが病気の進行によって呼吸不全に陥った場合に延命を図ることを目的として気管内挿管（含気管切開）を伴う人工呼吸管理を行うことは比較的まれなことで，呼吸サポートはあくまでも症状緩和のためであり基本的には非侵襲的なもの（NIPPV）に限られます．

一方，わが国の小児では，欧米と比べて，気管切開を伴う人工呼吸管理を導入することが多いという特徴がありますので，グループ2として扱うことにあまり違和感を覚えないのではないでしょうか．どのような疾患がグループ2に含まれうるかは治療方針によっても変わってくるでしょうが，いずれにせよ，このグループの特徴としては，**病気に対する治療と緩和ケアの境界が不明瞭になりがちである**ということが挙げられるでしょう．

これらの疾患における呼吸不全は，様々な呼吸サポートで延命を図ることが期待できます．また呼吸サポートは同時に，呼吸困難の症状緩和にも効果が期待できます．

このように，グループ2の倫理的な課題としては，病状が進行して生命の危機が生じた場合に，どのような生命維持治療をどの程度行うことが子どもの最善の利益なのか，判断が難しくジレンマが生じることが挙げられます．

がんの終末期では，成人でも小児でも生命維持治療を積極的には選択しないことが医療現場および社会的にコンセンサスを得られていて，終末期に生命維持治療が行われることは多くありません．しかし，このグループの疾患では，「生命維持治療によって命を長らえること」と「それらの治療に伴う苦痛」のメリット，デメリットの判断が難しく，医療現場ではコンセンサス

や社会通念も明確ではありません．

● グループ3 ●

　グループ3の疾患としては**進行性の神経変性疾患，代謝性疾患，治癒が見込めない小児がん（橋神経膠腫（きょうしんけいこうしゅ）など），致死的な染色体異常**などが含まれています．

　ただし，医療技術の進歩に伴い様々な延命治療策が開発されつつありますので，グループ2との区別は曖昧になってきており，比較的延命治療の効果の乏しい疾患がグループ3といった感じになっている印象です．いずれにせよ，あまり厳密にグループ2と3を区別する必要はないかもしれません．

　このグループの特徴としては，「病気の進行に伴い，できることを失っていくこと」，「早期の死が訪れることは確かだが，それがいつかはわからないこと」，「長期にわたる（かもしれない）濃厚なケアが必要なこと」，などが挙げられるでしょう．

　つまり，子どもは病状の進行に伴い様々な苦痛や困難が増していくことになり，しかも様々なことができなくなるという喪失を経験することを余儀なくされます．家族は常に，子どもの死と隣り合わせの不安を抱きながら，濃厚な看護を行う生活を長期にわたって送らなければなりません．

　英国などで子どものホスピスを利用する子どものうち，このグループの子どもたちが多数を占めていることも頷けます（▶▶**31．子どものホスピスの項**）．

● グループ4 ●

　このグループでは**重度の脳性まひ**の子どもが多くを占めます．また**頭部外傷や脳炎など後天性の中枢神経疾患の後遺症として重度の神経障害が残る**子どもも含まれます．

　このグループの子どもたちは総じて，気道などの感染症や難治性のけいれんのためにしばしば濃厚な治療を必要とします．このような入院治療の繰り返しは，子どもと家族の生活の質を低下させてしまいます．

　さらに，重度神経障害の子どもの多くに疼痛を認めることも指摘されており，筋緊張亢進，体幹の変形なども加わり，日常的に苦痛症状と関わること

も少なくありません．そして家族は定期内服，体位変換，経管栄養，吸引，バイタルサインのチェックなど，24時間365日看護に追われます．

　また，病気そのものは進行しなくても，子どもの発達・成長に伴って，ニーズは変化していきますし，倫理的な価値判断においても変化することがあります．

　とりわけこのグループの倫理的な課題としては，重篤な感染症による生命の危機に対する濃厚な集中治療を繰り返す中で，はたしてどこまで治療を行うことが子どもの最善の利益なのか，生ある限り闘い続けなければならないのか，医療者に治療義務の限界はあるのか，進行性の疾患とは異なるジレンマに直面することがあります．

　わが国ではそのような議論や話し合いが表立ってなされることは少ないかもしれませんが，著者がイギリスの臨床現場にいた際，このグループの子どもの生命維持治療や集中治療の差し控えや中止についても，他のグループ同様に重要な倫理的課題として医療者と家族が頭を悩ませながら様々な場で深く議論していたのに驚かされました．

Temel JS, et al. Early palliative care for patients with metastatic non-small-cell lung cancer. N Engl J Med 2010; 363(8): 733-742

小児緩和ケアのアウトライン

成人と小児の違い

　緩和ケアの理念（目的）において，成人も小児も大きな違いはなく，苦痛を和らげ，生活の質（QOL）の向上を目指す取り組みにほかなりません．
　一方で，その実践にあたってはニーズやその対処のための手段やシステム構築において小児と成人とでは必ずしも同じというわけではありません．以下，特に小児の緩和ケアにおける成人との違いの中でも配慮する必要があると思われるものについて説明します．

病態が多彩でニーズが多様なこと

　生命を制限する病気の子どもの数は大人と比べて極めて少ない上に，小児特有の稀な病気が多く存在します．特に成人では対象者のほとんどが「がん」であるのに対して，小児では対象者の大半が「がん以外の病気」だということもありニーズが多様です．そのため，成人と同様の緩和ケア提供システムの構築は採算上も人材養成上も容易ではありません．

発達の途上であること

　子どもたちは心身が発達途上にあり，そのことは薬剤投与量，薬物代謝，副作用の出現の仕方などに影響を及ぼしますので，薬物治療については成人と異なる注意が必要になります．そして病気や年齢によって発達レベルが様々であるため，個々の発達に応じたコミュニケーションが求められます．
　疼痛などの症状の評価，病気の説明の仕方，治療方針に関する意思決定支援なども成人とは異なる小児特有の配慮が必要となることはいうまでもありません．

家 族の役割・負担・困難が大きいこと

　子どもの特性だけでなく家族の役割も異なります．とりわけ親（親権者）の役割は成人患者に比べて重大なものとなります．親は子ども（他のきょうだいも）を養育しながら，子どもの病気の進行，障害，死のプロセスを間近で看病し，精神的にも支え続けなければなりません．それと同時に，判断能力のない子どもの治療方針決定のための同意権者としての役割が求められます．

　こうした状況におかれている親の責任は重大であり，そして抱える心身の困難・苦悩は甚大です．特に，子どもを亡くすという出来事は，配偶者や親を亡くすこととは大きく異なるものであり，死亡率や精神疾患による入院率の上昇，がんの発病，経済的な破たんのリスクの上昇など様々な問題が指摘されています．

患 者さんに関わる職種が異なること

　子どもに関わる職種は医師，看護師など共通する職種もありますが，教師，保育士，ホスピタル・プレイ・スペシャリスト（チャイルド・ライフ・スペシャリスト），発達に関わる心理職，保健師など子ども特有の職種に加え，療育施設，児童相談所など子ども特有の施設・機関，さらには子どもをサポートする各種NPO団体，慈善団体なども重要な役割を果たしています．

　緩和ケアでは多職種的なチームアプローチがすべての活動において基本となっていますが，成人と子どもでは多職種チームの構成要員や各職種の役割が異なりうることを理解しておく必要があります．

5 小児緩和ケアのアウトライン

小児緩和ケアチームの働き方

　欧米の先進諸国ではすでに専門的な小児緩和ケアが国家レベルで組織的に提供されていますが，わが国の小児医療の現場では小児緩和ケアはほとんど手つかずであることが報告されました（図1）．その後，平成24年6月に発表された第二期がん対策推進基本計画において「小児がん」が新たな重点項目となりました（厚労省，2012）．小児がん患者に対する緩和ケアの提供が小児がん拠点病院の要件になるなど，緩和ケアの取り組みが政策的な課題として認知されるようになったことを1つの端緒として，小児への緩和ケアの実践が進められてきています．

　今のところ，わが国の小児科診療の現場において小児に特化した緩和ケア

図1 各国の小児緩和ケア提供体制のレベル

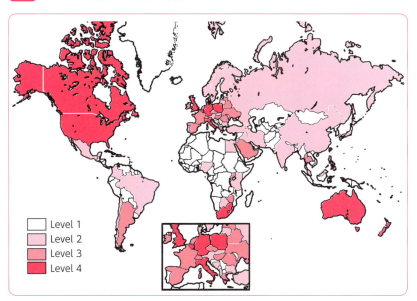

Level 1	取り組みなし	
Level 2	初期的取り組み	カンファレンスの開催，参加 国外での個人的なトレーニング 初期段階のサービス
Level 3	ローカルに存在	国内数か所での小児緩和ケア活動 組織化，経済基盤の確立 研修機会の提供
Level 4	高度に組織化	複数の大規模なケア提供システム 地域コミュニティへの浸透 政策への影響力 教育機関整備と学際的研究 全国規模の組織

(Knappら，2011)

の専門家らを専従で配置した緩和ケアチームの設置は難しいのが現状だと考えられます．しかし，総合病院の（成人中心の）緩和ケアチームでは小児科からのコンサルテーションに対応するようになってきていたり，小児専門病院では多職種的なチームが緩和ケアの活動を始めていたりといった形を中心に，多職種の協働による小児緩和ケアが提供されつつあります．その甲斐もあって，現在の小児緩和ケア提供体制の国際的な評価はLEVEL 3に上がっています．

このように少しずつ活動が広がりつつある小児緩和ケアチームですが，今後どのような働きが求められているか，小児緩和ケアチームの働き方について説明したいと思います．

小児緩和ケアチームの抱えるシステム的課題

わが国において，小児緩和ケアチームを実践する上で解決しきれていないシステム的な課題についてみてみましょう．

まずは，小児緩和ケアを専門的に診療しコンサルテーションに対応できる知識と経験を有する医師，看護師，ソーシャルワーカー，心理士などの**専門スタッフが極めて乏しいこと**が挙げられます．さらに病院は基本的に職種や部署ごとの縦割り組織なので，多職種チームのような**職種をまたいだ組織の**

マネージメントに不慣れなこと（結果として，責任の所在が不明確な寄せ集めの集団になりやすい）が現場での働きにくさの要因となっていることも少なくありません．

また，専任の人員を配置できるだけの**診療報酬が得られにくい**（診療報酬の対象となる患者が少ない，小児入院管理料1，2を算定している病棟は緩和ケア診療加算を算定できない，ソーシャルワーカーや心理士などの多職種的なアプローチは診療報酬に反映されにくいなど）ため，人員配置やチーム活動の向上に向けてのインセンティブが働きづらい事情があります（そもそも診療報酬制度が活動実態に見合っていない）．

そして何より，これらの問題を解決する上で関連学会などの小児医療に関わる団体の緩和ケアへの関心が十分ではなく，診療指針（ガイドライン，テキスト，マニュアルなどの整備），人材育成（臨床現場の実地研修のプログラムなど），研究，政策立案などにおいて**小児緩和ケアを促進する枠組みが乏しいこと**が大きな課題と言えるでしょう．

成人中心の緩和ケアチームとの違い

成人のがん領域では，がん対策推進基本計画に基づいて，がん拠点病院を中心に緩和ケアチーム専従看護師を中心とした緩和ケアの組織的な取り組みが促進されてきました．近年はこのような成人を中心に診療する緩和ケアチームが小児のコンサルテーションを受ける機会も増えていると思います．経験豊富な緩和ケアチームであれば，難しい症状の緩和などにおいて子どもたちに対しても大きな貢献が果たせると思います．

一方，小児緩和ケアの包括的なアプローチを実践するにあたっては，成人領域での緩和ケアチームの働きとは少し趣の異なる部分もありますので，実際には必ずしも容易ではない部分もあります．私どもの病院には成人緩和ケアチームと小児・AYA緩和ケアチームの2つのチームがあるのですが，その2つのチームの状況も踏まえて比較してみたいと思います．

コンサルテーション内容の違い

成人中心の緩和チームではコンサルテーションの依頼内容の大半は疼痛管

理（当院では介入開始理由の95％が疼痛管理目的です）であり，続いてせん妄や呼吸困難などの症状緩和の依頼がほとんどです．典型的には症状緩和で関わりが始まり，状況に応じてメンタル・サポートや意思決定支援につながっていくという流れが一般的でしょう．

一方，小児領域では疼痛などの症状緩和から依頼がはじまるケースはむしろ少数です（疼痛管理で介入が始まるのは1割以下）．患者さん本人や家族のメンタル・サポート（治療開始時，再発時，骨髄移植時，治療断念後などが契機となることが多いです）や学業や経済的な問題など社会的なサポートから関係が始まり，病状の進行に伴って疼痛などの問題を通じて関係性が深まり，こうした継続的な関わりを経て終末期のサポートをするという流れでチームが関わることが少なくありません．そのため，緩和ケアチームのスタッフと患者さん・家族との関係作り，プライマリ・チームとの役割分担などにおいて，日ごろの関わり方には異なる工夫が必要になることがあります．

● 疾病構造の違い ●

また，成人緩和ケアチームで診療する患者さんのほとんどが癌（カルチノーマ）です（当院では9割以上が癌です）．それに対して，小児では対象者の多くががん以外の病気であり（当院では半数以上が非がんです），しかもその多くは小児特有の稀な病気のため，疾病構造が成人とは大きく異なります．小児がんも血液腫瘍，脳腫瘍，その他の固形肉腫など主要な病態が成人とは大きく異なります．

そのため症状緩和のエビデンスが成人とは異なったり（乏しかったり），対処に異なる工夫が必要なこともあります．病状の進行や変化も疾患により多様なため，メンタル・サポートや多職種との関わりも病状によって大きく異なる部分があります．

● 発達・親のかかわりの違い ●

特に心身が発達途上にあることは成人とは異なる配慮を要します．日ごろ小児診療にあまり馴染みのない緩和ケアチームの場合，薬剤投与量や副作用の出現の仕方など身体面での注意に加えて，精神的な発達レベルに応じたコミュニケーション，疼痛などの症状の評価，病気や治療の説明の仕方，治療

方針に関する意思決定上の扱いなどにも配慮が必要となります．

親の役割も成人と異なることは言うまでもありません．特に言葉で痛みなどのつらさを表現することができない子どもにおける症状の評価は，親の方が医療者よりも適切に判断できることが少なくありませんので，親の関与を促すことが大切です．

●ケアに関わる職種などの違い●

そして，小児特有のニーズに対しては，成人とは異なる職種や立場の人達が関わることが少なくないため，発達に関わる心理職，教師，保育士，ホスピタル・プレイ・スペシャリスト（チャイルド・ライフ・スペシャリスト），保健師などの職種に加え，療育施設，児童相談所など子ども特有の施設，さらには子どもをサポートする各種慈善団体などと円滑に連携できることも必要です．このように多職種チームの構成要員や各職種の役割が異なりうることを理解しておくことが必要です．

小児緩和ケアチームにおける看護師の役割

小児緩和ケアチームの活動を地道に進めていくためには，チームにおける各スペシャリストが果たすべき役割を確立することが重要です．

特に多職種による小児緩和ケアチームの活動において中心的な役割を果たすキーワーカーとなるのが看護師です．以下に小児緩和ケアチームにおける看護師の果たすべき主な役割について説明します．

●多職種チームのコーディネーター●

小児緩和ケアチームの看護師は，患者さんや家族に直接対応することもさることながら，他の専門職へつなぐための窓口役としての働きも大切になります．

そのため，緩和ケアチームの医師との連携はもちろんですが，保育士，心理士，ホスピタル・プレイ・スペシャリスト，教師など，子どもに関わる様々なスペシャリストが役割を過不足なく発揮できるように，彼らの得意とする領域や専門性の限界を含めチームとしての機能をしっかりと把握した上

でコーディネートするスキルが求められます．

　そして，看護師は多職種チームのコーディネーターとして，小児特有の緩和ケアのニーズを適切に把握し評価しなければなりません．患者さん本人の苦痛を全人的苦痛として捉え，把握することに加え，治療環境への適応，療養生活上のストレス，学業などの社会的ニーズなどもあわせて把握します．

　家族にとっても子どもの病気の進行，障害，そして死の経過を間近で支えながら抱える苦悩は甚大なものとなります．親の病状理解，精神的なストレス，入院生活に対する適応，遠方からきている場合の宿泊施設の手配，制度の活用などに目を向けると同時に，介護に追われて自分自身や他のきょうだいのための時間が十分持てていないのではないか，長期にわたる不眠不休の介護で健康への影響が出ていないか，そして社会からの孤立や経済的な負担が生活をさらに困難にしていないか，といったことも把握しておくことが大切です．

　もちろん，親だけでなく，きょうだいにとっても家族の病気や死は大変な出来事ですので，きょうだいの状況も把握しておくことが望まれます．

　そして，特に重要なことは，子どもと家族のニーズだけでなく，プライマリ・チーム（主治医や担当看護師など）がどのようなことに困難を感じているか，つまりプライマリ・チームのニーズを理解しておくことです．

　プライマリ・チームとの連携が不十分なままに，緩和ケアチームが介入することは様々な混乱を生じさせることにもなりかねませんので，常に情報を共有しながらお互いの役割を確認しておくことが大切です．プライマリ・チームが対応した方がいいことについては，介入を控えて専門家としての助言に徹した方がいいこともあります．直接的なケアはプライマリ・チームからの依頼，了解を得て行うことが，チーム活動を円滑に行うためのエチケットとも言えます．

●症状緩和のケア●

　小児緩和ケアに求められる専門的な役割の1つは言うまでもなく症状緩和のサポートだと思います．直接的な介入においても，コンサルテーションを受けるにしても，症状緩和のための知識とスキル，特に小児の特殊性を理解しておくことが不可欠です．

具体的な知識については他項を参照いただくとよいと思いますが，オピオイドの使い方や副作用対策をはじめとした薬物療法の知識もさることながら，非薬物的なケアについても引き出しをたくさん持っていると重宝されます．

　緩和ケアの経験が豊富な医師と連携して治療方針を共有しながら症状緩和を行うことが重要ですが，小児への緩和ケアを専門的に対応できる医師との連携は実際には難しいかもしれません．院外も含めていざという時に相談できる人や場をたくさん作っておくのが秘訣と言えるでしょう．

●意思決定支援●

　成人のみならず子どもにおいても，自分自身のことについて知る権利があり，意見を表明する権利が子どもの権利条約で保障されています．子どもが自分自身のことを可能な限り自分で決めるためには，発達段階，判断能力，そして本人の希望に見合った適切な情報提供が必要です．その際に患者さんがどの程度，そしてどのように理解しているか丁寧に確認し，患者さんの判断能力を見極めながら，誤解や理解が不十分な点がある場合は補ったり，医師にフィードバックしたりすることが看護師に求められる重要な役割となります．

　さらに客観的な事実を正確に理解しているかどうかだけでなく，そのことをどう受け止め，自分の人生や当面の生活にとってどのような影響があると感じ，どう対処しようとしているのか，といった患者さん自身の病気との向き合い方，折り合い方，意味づけ，思考の傾向，人生観にも関心を持って把握することが意思決定支援においてはとても大切になります．

　判断能力に欠く子どもにおいては，治療の同意・承諾は親権者たる親の役割になります．親は，子どもの生死に関わるような状況に直面する中で，不安定な心理状態に陥ったり，状況の把握に混乱したり，否認したり，冷静な意思決定がうまくできなかったりすることが稀ではありません．その結果，治療や今後の見通しについて家族と医療者との間で理解の相違やコミュニケーション・ギャップが生じやすくなります．

　看護師は，医療者側の情報提供が一方的なものにならないよう傾聴的な態度で接しながら，家族の理解の在り方，考え方などの把握に努めることも求められます．

特に終末期においては，残された時間が限られたものとなっていることを改めて家族と共に確認する必要があります．今後の見通しが医療者と家族の間で大きく異なっていると，治療方針を含めた今後の在り方の議論が適切に進められなくなります．

そして，これからの治療やケアの目標，療養の場所，急変時の対応，そして子ども本人に対して病状を誰がどのように伝えるか，さらにきょうだいがいる場合，きょうだいへの情報提供や関わりをどうするか，といった大切で難しい問題について「親が決める問題」と親に自己決定を強要するのではなく，一緒に考えて決めていこうという姿勢を示すことが大切です．

地域との連携

小児緩和ケアチームの活動がより効果的かつ円滑に実践されるためには，組織横断的な活動が不可欠です．組織横断的な活動とは，外来・病棟など部署間の垣根，医師・ソーシャルワーカー・心理職などとの職種間の垣根，病院間の垣根，病院と地域との垣根，医療と教育・福祉・慈善団体など医療以外のサービスとの垣根など，あらゆる組織間の垣根を横断することを含むものです．

特に，生命を脅かす病気を持つ子どもたちが社会の中でいきいきと暮らしていくためには，一施設内での活動を超えた広域なネットワークによる実践が必要です．そのためには地域の医療機関だけでなく，教育や福祉などの公的サービスとの連携も必要です．さらに，病気の子どもたちのQOL向上を支援する各種NPO，慈善団体，ボランティア団体などの任意団体による，医療機関にはできない社会的な支援活動との連携を進めていくことも大切です．

欧米では，地域におけるこうした多彩な取り組みが広く普及しており，特に寄付をベースにした，小児がんなどの病気の子どもを支援する慈善団体の活動が全国規模で広く展開されていますが，わが国でも近年少しずつ活動の輪が広がりつつありますので積極的に連携してお互いの活動を高めていくことが大切でしょう．

広域を対象とした実践が求められるということは，小児緩和ケアチームのメンバー，とりわけ看護師が地域にアウトリーチできる勤務体制を確立する

ことが望ましいと思われます．特殊な専門性であり，限られたリソースであるところの，小児緩和ケアに専従する看護師が，広域の子どもたちを対象にコンサルテーションやリエゾンの活動を行えるようになれば，いつでもどこでも標準的な緩和ケアが提供されることにつながっていきます．

　そのためには，自施設のみのニーズにとらわれるのではなく，より広域を射程においた計画的な人員配置と効果的な人的交流が求められるでしょう．そして，施設の枠組みを超えた，人材の交流と看護師の育成計画，能力と専門性に見合った重層的なコンサルテーション・システムの構築につながっていくことが望まれます．

Knapp C, et al. Pediatric palliative care provision around the world: a systematic review. Pediatr Blood Cancer 2011; 57:361-368
厚生労働省．がん対策推進基本計画（平成24年6月）

6 小児緩和ケアをめぐる倫理的課題
子どもたちにどこまで真実を話せばいいのだろうか

子どもたちの「知る権利」

子どもの権利条約は第13条において「児童は，表現の自由についての権利を有する．この権利には，口頭，手書き若しくは印刷，芸術の形態又は自ら選択する他の方法により，国境とのかかわりなく，あらゆる種類の情報及び考えを求め，受け及び伝える自由を含む．」と表現の自由および知る権利について規定しています．わが国も1994年にこの条約を国会で批准していますから，国家として遵守することが求められています．

一方で，原則論としてはその通りだとしても，子どもの知る権利を保障するということは，単に子どもに正確な情報を伝えればいいというわけではありません．とりわけ，生命にかかわるような重い病気の子どもに病気のことを正直に伝えるということになると簡単ではありません．ここでは病気に関する子どもへの告知について，「病名の告知」，「治らないこと（死が避けられないこと）の告知」，「余命（あとどれぐらい生きられるのか）の告知」に分けて考えたいと思います．

病名の告知

歴史的にみると，子どもには本当の病気のことを伏せて治療を行うのが一般的でした．深刻な真実を伝えることは，死の恐怖に直面したり希望を失ったりなど，子どもに大きなストレスを背負わせることになりかねませんので，このような困難から子どもを守ってあげるのは大人の責務であると広く理解されてきました．

もちろん，思いもよらない厳しい真実を伝えられた子どもは，大きなショックや動揺を生じることになります．しかし，多くの調査・研究が行わ

れる中で，子どもには病気のことを正直に伝える方が，長い目で見ると子ども自身が治療に積極的に取り組むことができ，医療者や親との間の信頼関係が構築しやすいなど，メリットが大きいことが分かってきました．

　逆に，子どもにとって正直な対話が制限されることは，むしろ子どもの不安や恐怖を増強させうること，周囲の大人に対する気遣いから病気の話ができなくなり孤立してしまうこと，病気に対する勝手な想像を働かせて不正確な根拠によるストレスを惹起させてしまうことなどの問題も指摘されるようになってきました．その一方，「子どもに真実を伝えない方がいい」という考えを支持するエビデンスはほとんど存在していません．

　こうして国際的には欧米を中心に子どもに真実を伝えることへの理解が深まり，正直に病気を告知することが普及してきました．一例をあげると，2006年に報告された小児がんの子どもへの告知の実態に関する日米の比較調査によると，米国では96％の小児腫瘍科医は「全て」あるいは「ほとんど」の子どもに告知すると回答しました．

　それに対してわが国の小児腫瘍科医の回答をみると，「全て」あるいは「ほとんど」の子どもに病名を正確に伝えているのは39％でした．確かに，米国はわが国に比べて，子どもが幼少の時から「自分のことは自分で決めること」を習慣づけられている文化があるようです．わが国は子ども側も大人側も「親が決めてあげること」に抵抗が少ない，むしろそれを望む文化でもあるといわれていますので，この数字はそうした事情も反映されているのかもしれません．ただ，この調査は10年以上前に行われたものであり，近年はわが国においても子どもに病気の告知を行う医療者が増えてきています．

目標の共有，経験の共有

　特に，小児がんは治療成績の向上に伴い，治癒を目指すことが可能になってきていますので，「一緒に病気と闘おう」，「治癒を目指して頑張ろう」といった前向きな目標を患者さんと共有することで，医療者にとって小児がんの事実を患者さんに伝えることの心理的な抵抗感は少なくなってきたと言えます．

　また，伝えないことによって生じるジレンマ（嘘をつかなければならない，治療の目的を共有できない，インフォームド・コンセントの理念に反する，

など）に直面せず正直なコミュニケーションが実現できることなど，子どもに病名を告知することのメリットについて，医療者が経験を積み重ねる中で病名告知が進んできたように思います．

インターネットの普及

さらにはインターネットの普及に伴って，隠し通したり，嘘をつき通したりすることが容易ではなくなってきています．そればかりではなく，患者さんが独自に情報へアクセスすることであらぬ誤解を生じさせることになりかねないといった情報化社会の現状も，告知の普及を後押ししてきた面があるでしょう．

告知を拒む親

とはいえ，子どもに本当の病気のことを伝えることを拒む親・家族も稀ではありません．このような場合には，家族の抱える不安や懸念を丁寧に探索しながら，慎重に家族と話し合う必要があります．家族が子どもへの病名告知のデメリットにばかり目が向いている場合には，「病名告知のメリット（そして伝えないことのデメリット）」にも目を向けてもらうことも大切です．

なにより，たとえ頑張って真実を伏せていても，周りの子どものやり取りは自然と耳に入りますし，大人たちの様子や会話の中から自分も同じ病気なのではないかと勘づくことは少なくありません．そうなると，お互いに気づかれないよう芝居を演じ合うということにもなりかねません．このような想定しうる状況も伝えながら，なるべく嘘のない現実的な落としどころに着地できるように働きかけることも必要な場合もあるでしょう．

もはや，「子どもに真実を伝えるべきか」という問題は論点ではなくなってきつつあり，「どのように真実を伝えるべきか」が課題であるといえます．

どのように真実を伝えるべきか

筆者が医師になったばかりの頃は，まだ大人の領域においてもがんを告知することに躊躇する空気がけっこう残っていましたが，その後，急速に「がんは告知した方がいい」，さらに「がんは告知しなければならない」と医療者の意識，コンセンサスは変わってきました．

今ではむしろ，がんの告知が普通の医学的な情報提供の一環として行われるようになってくるのに伴い，告知を受けた患者さんが医師の伝え方や態度を通じて，とてもつらい体験をしていることが問題として指摘されるようになってきました．

　こうした状況を目の当たりにしていると，ましてや病気の子どもに厳しい真実を伝えるということは，単に正確な情報を伝えればいいというわけでないことは言を俟ちません．「真実を伝えることは薬と同じである」という言葉もあるように，とりわけ「厳しい真実」を伝えることは薬と同様にメリットとデメリットを伴う行為になりますので，その扱い方には慎重であるべきです．用いる言葉，伝える内容などは発達レベルや本人の希望を十分配慮するとともに，つらい情報を受け取る子どもの心理状態への配慮が欠かせません．

　近年，成人領域では緩和ケア研修会など様々な形でがん告知のコミュニケーション・スキル・トレーニングが行われるようになってきており，その有効性もいろいろ報告されています．こうしたトレーニングを小児医療の現場にも積極的に取り入れていくことが望まれます．

　ただし，「コミュニケーション・スキル・トレーニングをすればいい」というだけでもないようです．アメリカで行われた RCT によると，コミュニケーション・スキル・トレーニングを受けたレジデント・看護師の群と対照群との間で患者・家族の心理的な影響に差はなく，逆にトレーニングを受けた群の方が患者のうつスコアが有意に高かったと報告されています（Curtis ら，2013）．コミュニケーション・スキルもまた薬と同じで扱い方次第でもあるのでしょう．

●告知後のフォローの重要性●

　そして，「厳しい真実」の告知において特に重要と感じているのは，告知場面での医療者の態度や情報提供の在り方だけではなく，告知後に継続的なフォローを行うことです．医療者側が丁寧な説明を尽くしても，告知の場面は極度の不安と緊張と混乱で十分理解できていないことや，頭が真っ白になって何も覚えていないということもあります．

　本人がどのように病状を理解しているのか，置かれている状況に納得して

いるのか，疑問を持っていないのか，方針の決定に積極的に関わりたいと思っているのか，心理的なストレスが過度に生じていないか，といったことに注意深く気を配りながら，子どもの意思や疑問，感情の表出を促すなど，告知後の継続的なサポートが不可欠です．それは子どもの「表現の自由」の保障にもつながります．

死 が避けられないことの告知

　治癒が見込めないことを伝えられていない小児がんの患者さんからいきなり，「僕，死ぬの？」と聞かれて冷静でいられる人はあまりいないのではないでしょうか．根治的な治療法のない病気や治癒が見込めなくなった小児がんの患者さんとの間で，「治らない＝死が避けられない，残された時間が限られている」という情報をどのように共有するかという問題は，病名告知以上に難しい問題を孕んでいるといえます．

● 子どもたちはいつ死の概念を理解するのだろうか ●

　そもそも，子どもたちはいつ死の概念を理解するのでしょうか．多くの研究からはっきりしていることは，死の3つの概念（生き返ることはできないこと，すべての機能を失うこと，生きとし生けるものは全て死ぬこと）について，子どもたちは7歳の段階でその理解に到達しているということです．
　少なくとも「死」の概念を理解している子どもにとって，治癒しなければ死が避けられない致死的な病気を，「治すことができない」と伝えることはイコール「死が避けられない」と伝えることに他なりません．がんはその典型例でしょう．さらにデュシャンヌ筋ジストロフィなどのように進行性の病気で，しかもそもそも根治的な治療法がない病気は，「病気になる」＝「早期の死が避けられない」ことを意味します．
　このように死が避けられない病気・病状を伝えることは，患者さんを死の恐怖に直面させたり，希望を失わせたりなどの問題を生じさせることが強く懸念されます．そのため，「治癒を目指して頑張ろう」と言える病態とは異なり，周囲の医療者や家族は事実を伝えるべきか，伝えるとすればどの程度の情報をどのように伝えるべきか，より深刻なジレンマに直面することにな

ります.

　その結果,周囲が慎重になり過ぎるあまり,その話題をタブーにしてしまうと,患者さんは話してはいけない話題であることを察知し,周囲を気遣って話題に触れないようになってしまうかもしれません.

　しかし,ある程度以上の理解力のある子どもであれば,「がんの治療を行わない,あるいはがんが大きくなっている」＝「がんが治らない」＝「死が避けられない」ということは理解できますので,そのことについて直接会話するかどうかに関わらず,病気の進行が止められない状況であることを知れば,おのずとその先の運命も知ることになります.

　その場合,「絶対治る」といった嘘の励ましを続けることは,時として患者さんを孤立させてしまう,あるいは信頼関係を損なうことにもなりかねません.

　「僕,死ぬの？」と尋ねられたら誰でも動揺しますが,一旦踏みとどまって,「なぜそのように思うのか」,「なぜ知りたいのか（そもそも本当にそのことを知りたいのか）」,「何が知りたいのか（どのような情報を重要と感じているのか）」,といった具体的な気持ちの在り処を少しずつ把握することから始めてみてはどうでしょうか.

　ゆっくり色んなことを話しているうちに,患者さんが求めているコミュニケーションのスタイルや必要としている情報,そしてこちらから返すべき答えも自ずと見えてくることがあるのではないでしょうか.

　根治が目指せないことを本人が知らないために,目指すゴールがあまりに現実離れしていくような場合もジレンマを感じます.例えば,予後が1,2ヵ月程度と見込まれる患者さんから,「とにかく今は入院して病気を治すことに専念したい.そのためならどんなつらいことでも我慢する.やりたいことは治ってからいくらでもできるんだから.」と,将来のために今の大切な時間を犠牲にしてつらい治療に挑むような意思を口にされると,周囲の者は言葉につまってしまいます.

　確かに,治療方針を決める上では,インフォームド・コンセントの観点からも,病気に関する情報をなるべく正確に知ってもらうことは大切な要素になります.その際,「治らない」という情報まで伝えるべきか否かは,その

情報が治療方針を決定する上で不可欠なのかどうかにもよりますが，現実的なゴールの設定に向けて本人の理解を促す必要があるのであれば，根治が目指せないことを含めた病状の説明もやはり欠かせません．

　ただ，その際にもいきなり断定的に「治せません」とだけ伝えられると，絶望や見捨てられた感を強く持つ恐れがあります．「根治は難しいけれど，いちばんいい治療を一緒に考えましょう」，「今は根治を目指す治療ができないけれど，その代わりこのような治療がありますよ」といった形で新たなオプションも示して前向きな提案をすることも大切だと思います．

　ここでいう新たな治療オプションというのは，延命効果の期待できる各種治療や症状緩和のための緩和ケアなどのことです．特に延命効果が期待できる抗がん治療のオプションがある場合には，「治療できる」という安心感は大きいものがあるでしょう．かといって，安心のためだけに，効果の不確かな，身体的，あるいは経済的な負担の大きい治療を導入するということには慎重である必要があります（もちろんそのような選択が必要なこともあるでしょうが）．

　そういう意味では，延命治療としての抗がん治療（あるいは他の疾患における延命目的の治療も同様）も断念しなければならない時が最も難しく，継続的なサポートを必要とする時期であるといえます．

　一方，「治らない」ことは分かっているはずなのに，「絶対に治ってみせる」などと現実的ではない目標を口にする患者さんも少なくありません．このような言葉を聞くと周囲の医療者は「病気の理解をもう一度確認してみた方がいいのではないか」と心配になることもあるでしょう．しかし，実際には，多くの人は簡単に死を受容できませんし，特に若い人は「生き続けたい」と願っている人の方がむしろ多いでしょう．例え現実的ではなくても，希望を持つことが生きる支えになっていることは少なくありません．

　以前，小児がん終末期の中学生がいました．特に「治らない」ということを積極的に伝えてはいませんでしたが，抗がん治療を行っていないことは分かっていました．その患者さんがある夜，「死にたくない」と無念の気持ちを一度だけ家族に表出しました．ところが，それ以降は死について話そうとはせず，こちらが拍子抜けするほどに全く悩んでいるそぶりも見せず，死を

意識する言葉もなく，屈託なく家族や友人と明るく最期まで過ごしていました．

　私たちは彼と死に関する対話をもっと深めた方がよかったのか，今となってはわかりません．ただ，子どもであっても，患者さんは病気が進んでいることを実感しつつ，病気を自分の体の一部としてありのままに受け入れていっていると感じることも少なくありません．これは「死」を避けられない事実として受容する，つまり「現実を頭で理解する」というよりも，病気に凌駕されながらも病気と共に生きている現状に体を通じて諦観している，もっというと達観している感じでしょうか．

　そこには必ずしも言葉はいらず，患者さんが自然に身を委ねていくのを静かに見守っていくという関わり方もあっていいのではないかとも思っています．もちろん，自ら死を受容して，周囲への感謝の言葉を伝えたり，限られた時間を悔いなく過ごすための希望を表出したりする人もいるでしょう．死に関する対話を深めることで患者さんの死生観，価値観を理解でき，関係性がより高まることもあります．

　しかし，みんなが死を受容できるわけではりませんし，むしろ「生き続けたい」，「死から目をそむけたい」と思う方が自然です．「死と太陽は見つめ続けることができない」という言葉もありますが，死をなるべく意識せずに暮らすことも人間の生きる知恵なのかもしれないと思うと，やみくもに患者さんに「死を見つめる対話」を促したり，まして「死の受容」を促したりすることには慎重であるべきなのではないか，とも感じています．

　患者さんが持つ死生観や人生の価値観に触れたい，死についてどのように考えているのかきいてみたいと思ってはいても，一方でそれが医療者側の自己満足に陥らないように肝に銘じておきたいと考えています．

🟥家族が抱えるジレンマ

　家族も，子どもと死に関わる話をすることについて難しいジレンマに悩んでいることは少なくありません．スウェーデンで行われた小児がんで子どもをなくした遺族へのインタビュー調査（Kreicbergsら，2004）によると，子どもと「死」について話さなかった家族の27％がそのことを後悔し，そ

の中で子どもが自分の死を悟っていたと感じた親では半数近くが子どもと死について話さなかったことを後悔していると答えていました．一方，「死」について子どもと話した親で後悔していると答えたものは一人もいなかったと報告されています．

わが国で同じ調査をしても同様の結果が得られるのかどうかはわかりませんが，子どもが自分の死を悟っている場合には，親が子どもに対して「生」や「死」についてのスピリチュアルな理解・解釈（例：「体は離ればなれになっても，心の中でずっと生き続けるんだよ．」）や子どもへの変わらぬ愛（例：「生まれてきてくれてありがとう．また必ず会えるから天国で待っててね」）などを伝えることは，少なくとも親にとってはとても大切な経験になりうる可能性を示唆しています．

もちろん，子どもにとっても，そのような対話を通じて安心できたり，幸福に感じたり，伝えたいことが伝えられて悔いが残らなかったり，といった経験になりうることも考えられます．

一方で，子どもの側がそのような話を歓迎するのかどうかは，親との関係，死の受け止め方，死後の世界の考え方などにもよるでしょうから，そのような対話を親や周囲の意向だけで判断するのではなく，子どもの意向も慎重に考慮する必要があるでしょう．

余命（あとどれくらい生きられるのか）の告知

余命の予測の難しさ

「あとどれぐらい生きられるのか」，つまり余命の告知の是非について議論する前に，そもそも余命を正確に予測することは容易ではないという事実を踏まえておく必要があると思います．「余命3ヵ月」などといった予測をしばしば医師は経験に基づいて判断したり，口にしたりしますが，実際にはかなりアテにならないことが分かっています．しかもずいぶんと楽観的に予測する傾向が多数報告されていて，わが国の成人がん患者での調査でも同様の傾向が報告されています（Amanoら，2015）．

予後予測の指標

このようなアテにならない医師の予測だけでは心もとないということで，成人のがん領域では様々な予後予測指標が考案されています．最もポピュラーなものとしては，わが国で開発された palliative prognostic index (PPI) があります．簡便なわりに精度も高いので成人がん領域の臨床現場ではよく用いられています．

ただ，PPI もある程度の目安にはなりえるものの，「3週間以内に死亡する確率」を判断する指標です．概ね予後1ヵ月以内の患者さんの治療方針を決める上では重宝しますが，それ以上に長い予後の予測については適切な指標があまりないのが現状です．まして，患者さんに「予後予測」として伝えられるほどの正確な指標はありません．

そして何より，これらの予後予測指標の小児における予測精度は検証されていません．特に，小児がんで多くみられる血液腫瘍や脳腫瘍，固形肉腫でも同じような予測精度で測定できるのかどうかはわかりません．また，PPI は「せん妄」の評価が得点に大きく影響しますが，小児では評価が難しいことも多いでしょう．Performance Status も幼少な小児や脳腫瘍の患者さんでは評価が困難です．また，非がんの患者さんは予後予測が非常に難しく，成人でも予後予測指標は開発されていません．

成人のがん領域における余命の告知

このように正確な予後を予測するのは難しい現状がありますが，成人のがん領域では，医師の経験と直感から予後予測を伝えることが日常診療において珍しくなくなっています．そして，医師から「余命は3ヵ月ぐらいでしょう」と伝えられると，カレンダーの3ヵ月後に×印をつける患者さんを目にすることがあります．毎日，死に向かって残り時間をカウントダウンしながら苦悩と共に暮らす患者さんの姿を見ていると，患者さんにとって医師の言葉は（たとえどんなにアテにならない情報であっても），神の御託宣のごとく受け止められうることを肝に銘じておく必要があるでしょう．

余命という情報が患者さんに与えるインパクトは，時として患者さん自身にも予想できないくらい大きなものとなりうることを考えると，例え正確に予後予測できたとしても患者さんに余命を伝えるということには慎重になら

ざるをえません．ましてや予後を正確に予測することが困難な現状を考えると，なおさら慎重に扱うべき情報だと言えます．

●子どもたちにとっての unfinished business●

では，患者さんはなぜ余命を聞きたいのかというと，多くの場合，仕事のこと，あとに残す家族のこと，遺産のことなど「やり残している仕事（いわゆる unfinished business）」をきちんと整理したい，悔いを残したくないという意思からだと思います．このような意思を持つ患者さんは成人では少なくありませんが，小児の患者さんが「余命を聞きたい」と強く要求することは実際には比較的まれだと感じています．

興味深いことに，思うように動けなくなるぐらい病状が進んでも，「将来は医師になって僕と同じような病気の子どもたちを助けたい」と願って，これまで通りあるいはこれまで以上に勉強したり，仲間とのライブを夢見てギターを練習したり，それぞれの目標に向かって何かに取り組んでいる子どもたちがたくさんいます．このような子どもたちの姿を見ていると，これまでの人生の総決算として「やり残した仕事」に向き合うことよりも，残された時間がどれだけであろうとも最期まで明日を見つめて未来に向かって成長し続けようとすることこそが子どもたちにとっての"unfinished business"なのではないかと思っています．

- Amano K, et al. The accuracy of physicians' clinical predictions of survival in patients with advanced cancer. J Pain Symptom Manage 2015; 50(2): 139-146
- Curtis JR, et al. Effect of communication skills training for residents and nurse practitioners on quality of communication with patients with serious illness: a randomized trial. JAMA 2013; 310(21): 2271-2281
- Kreicbergs U, et al. Talking about death with children who have severe malignant disease. N Engl J Med 2004; 351: 1175-1186
- Parsons SK, et al. Telling children and adolescents about their cancer diagnosis: Cross-cultural comparisons between pediatric oncologists in the US and Japan. Psychooncology 2007; 16(1): 60-68

小児緩和ケアをめぐる倫理的課題

7 子どもたちに自己決定権はあるのだろうか

　医師は医療行為を行うにあたって，患者さんに適切な説明を行い，理解を得るよう努め，最終的に同意を得ることが法的義務として求められています．つまり，治療を受けるかどうかは患者さんの自由であることが法的に保障されているといえます．

　そもそも国家や他者から制約されず自由に考え行動できる権利（自由権）は，人間が権利を持つ主体として扱われる上で最も基本的な権利の1つと考えられています．ところが，子どもの医療における同意の在り方に関する医師の義務は法的に明確に示されておらず，社会的なコンセンサスも曖昧なのが現状です．

パターナリズム

　古くから支持されてきたのは，「か弱く未熟な子どもを過酷な困難から守ってあげるべきだ」というパターナリズムの考え方です．未熟な子どもにとって医療という子どもの健康にかかわる重大な選択をすることは容易ではありません．このような困難から子どもを守ってあげるのは大人の責務であると見なし，医師が行う医療に対する最終的な同意を親権者が行うことを良しとします．

自律尊重

　一方でパターナリズムと対極に位置するのが，「子どもは一人の独立した人間として尊重されるべきである」，つまり子どもを可能な限り大人と同様に自己決定の権利を持つ主体として扱おうという「自律尊重」の考え方です．親や周囲の大人の意見や説得に耳を傾けるか否かは子どもの自由であり，医師が行う医療に対する最終的な同意は子ども自身が行うことになります．

親の権利，親の義務

　実際の医療現場での対応は様々だとは思いますが，わが国では未成年の患者への医療に関する同意は親の責任であると理解され，子どもへの説明やそれに伴う同意は法的義務とはみなしていないのが一般的なのではないでしょうか（パターナリズム優先）．

　ちなみに，「児は親の親権に服する」という旨が児童福祉法などで規定されています（親権とは子どもの監護教育権，財産管理権など，親権を有する親に与えられた権利及び義務の総称）．しかし，子どもへの医療の同意について親がどのような権利・義務を有するのかは必ずしも明確にされているわけではありません．

子どもの意見，子どもの意思

　一方，**子どもの権利条約**では12条において「締約国は，自己の意見を形成する能力のある児童がその児童に影響を及ぼすすべての事項について自由に自己の意見を表明する権利を確保する．この場合において，児童の意見は，その児童の年齢及び成熟度に従って相応に考慮されるものとする」と，子どもの意見表明権について規定しています．

　ただ，意見を表明する権利があったとしても，子ども自身が最終的に自分自身の治療に対して同意権者となりうるかどうかは明らかではありません．子どもの意見をよく聞いた上で，最終的な同意権は親が持つという理屈も成り立ちます．そもそも，なぜ子どもが自己決定権を持つことに人々が躊躇するのかといえば，判断力が未熟なために適切な判断ができず，結果として子ども自身の利益を損なってしまうことを心配してのことでしょう．

子どもの意思決定能力の有無

　では，どの程度の判断能力が備わっていれば**意思決定能力**があるとみなされるのでしょうか．医療行為に同意するための能力としては，自分自身の病状とそれに対する医療行為の一般的なメリットとデメリットを理解すること，

その医療行為が自分にとってメリットがデメリットを上回るかどうかを適切に判断し伝えることなどが求められます．

しかし，子どもはもとより成人においても，医療行為に同意する能力を適切に評価するための標準化された手法が存在するわけではありませんので，最終的には現場の判断に任されているといえるでしょう．

しかし，子どもの意思決定能力を判断することは必ずしも容易ではありません．もちろん年齢のみで判断能力を一律に決められるものではなく，「あり」か「なし」か二者択一できるものでもありません．判断能力は段階的に発達するものであり，対象となる医療行為の重大性や治療内容の複雑さなどによっても求められる能力が異なってきます．

さらに，たとえ判断能力があったとしても，思春期の子どもたちは，①親や医療者とあまり喋りたがらない，②自分で主体的にものごとを決めてきた経験に乏しい，③将来のデメリットよりも目先のデメリットを重視しがちである，といった傾向もあります．治療の是非について親や医療者と話し合いながら自らの意見を形成し合理的に意思決定していくことは，子どもにとって必ずしも容易な作業ではないことも少なくないでしょう．

特に問題となるのは，子どもが医師の薦める治療を拒否する場合です．治療を行わないことが子どもの健康を著しく損なうことが明らかな場合には，事情を適切に説明しながら説得するなど，子どもの生命を保護する観点に立った丁寧な対応が医療現場では求められるでしょう．

参考

イギリスでは18歳未満の子どもが医師の推奨する治療を拒否した場合，状況によっては親によって覆すことができ，親と子どもの両方が治療を拒否した場合は裁判所によって覆すことが法的に可能です．つまり，医師は子ども本人か親か裁判所のいずれかの同意があれば子どもへの医療を行うことができるということです．

このように，子どもの意見を絶対視することは問題があるとしても，原則的には子どもが自分の病状やおかれている状況を適切に判断し，自らの価値

判断に基づいた意見を伝え，親や医療者と協議を交わし，意思決定できるよう配慮，支援することは，子どもの権利条約にも規定されている子どもの権利といえるでしょう．

このように考えると，周囲の大人は「パターナリズム」か「自律尊重」かの二者択一をするというわけではなく，その中間的なポジションが重要です．つまり，発達に合わせたタスクを子どもに与えながら，理解力や対処能力の成長を促していく．その上で，子どもが自分自身への医療に対して主体的に決められるように働きかけるという，いわば「教師」のような役割を果たすことが求められているともいえるでしょう（Cassidy, 1996）．

一方，子どもの自己決定権を考える上で難しいのは，親の意見と子どもの意見が対立する場合（とりわけ，子どもが判断能力を有し，その意見も十分に合理性がある場合），最終的にどちらの意見を優先するべきかという問題です．この問題について国際的に大きな影響を与えた判例としてイギリスのギリック裁判（1985年）があります．

●ギリック裁判

この裁判は，敬虔なカトリック信者であるギリック夫人が親権者である自分の同意なく14歳の子どもに避妊のための処置・処方をしないよう担当の医療機関に求めた訴訟です．

最終的に医療機関側が勝訴し，16歳未満の子どもであっても当該医療行為に同意するための判断能力があるとみなされる場合は，親の同意の有無に関わらず，単独で医師の治療に同意しうるという判決が下されました（もともとイギリスでは児童法において16歳以上の子どもの治療同意権を認めている）．

イギリスではこの判例に因んで16歳未満の子どもが医療に同意する能力のことを「ギリック能力 "Gillick Competence"」と呼んでいます．

●WMAオタワ宣言

その後，ギリック判決と同様の判断が国際的に認められるようになっていきました．具体的には，1998年に世界医師会（WMA）において採択された「ヘルスケアに対する子どもの権利に関するWMAオタワ宣言」があり

ます.

　ここでは子どもの自己決定権について,「**子どもの要望は,そのような意思決定の際に考慮されるべきであり,また子どもの理解力に応じて重視すべきである.成熟した子どもは,医師の判断によりヘルスケアに関する自己決定を行う権利を有する(日本医師会訳)**」と,成熟した子どもが医療上の意思決定の権利を有する旨を明確に規定しています(WMAには日本医師会も加盟しています).

　こうして,国際的には判断能力のある子どもが治療に同意した場合には,親の同意の有無に関わらず,医療行為を行いうると理解されてきています.この背景には10代の妊娠,中絶,出産,虐待死といった問題が若者への教育や禁欲を求めるだけでは解決し難い現状に対する現実的な解決策という側面もあったのでしょう.実際,親に相談できない10代の女性のバース・コントロールに関して,無料でのカウンセリング,避妊薬の処方,避妊手術を受けることができるなどの形で制度的にサポートしている国は少なくありません.

わが国の現状

　一方,WMAオタワ宣言からずいぶんと時間が経っていますが,わが国では子どもが親の同意の有無に関係なく治療に同意する権利についてはコンセンサスが得られているとはいえません.

　それは一般に未成年の子どもは親の親権に服するべきであると広く考えられていることに加えて,親の了解なく子どもに処方や手術などの医療行為を行った結果,親とのトラブルに発展することの方が,子どもの意向を無視して子どもから非難されるよりも問題が大きいと判断されやすいという事情もあるでしょう(そもそも子どもには訴訟権もありません).

　総論として子どもの意見を尊重することには賛成だとしても,そして避妊薬の処方が合理的あると考えたとしても,親に内緒で14歳の子どもに避妊薬を処方したり,避妊処置の施術ができる医師はわが国では決して多くないのではないでしょうか.

最後に，日本小児科学会は「重篤な疾患を持つ子どもの医療をめぐる話し合いのガイドライン」の中で，「**父母は，子どもの養育に責任を負う者として，子どもの気持ちや意見を尊重しながら，子どもの病態を理解したうえで，治療方針を決定する**」と規定しています．

　つまり，国際的な潮流とは異なり，「最終的に治療方針を決めるのは子どもではなく親である」というのが学会の見解なのかもしれませんが，子どもの自己決定権についてその記載以上の具体的な見解を述べていませんので真意のほどは不明です．

　いずれにせよ，時代の要請が変化する中で，わが国の医療者が子どもの治療同意権（拒否権）についてどう対処するべきなのか，まだ議論は熟しておらず，今後の大きな課題といえるでしょう．

Cassidy RC. Tell All the Truth? Shepards, Liberators, or Educators. Pediatric Ethics From Principles to Practice. Ed: Cassidy RC and Fleischman. Harwood academic publishers. Amsterdam The Netherlands 1996

小児緩和ケアをめぐる倫理的課題 8

生命維持治療の差し控えと中止は何が違うのだろうか

　わが国において生命維持治療の中止はその法的，倫理的扱いが不明確であり，実際の臨床現場で生命維持治療を中止することに対しては大きな躊躇があるのが現状です．一方，生命維持治療の差し控えについては，がんの終末期をはじめ回復の見込みのない病状の患者さんへの対応として広く受け入れられています．

　このようにみると，わが国の医療現場では生命維持治療の中止と差し控えとの間で，その扱われ方がずいぶん異なっているように思われます．はたして，生命維持治療の差し控えと中止は何がそんなに違うのでしょうか．

治療を行うかどうかの判断基準

　一般的に，ある医療行為を行うかどうかは，その医療行為が患者さんにとってメリットが大きいかデメリットの方が大きいかによって判断されます．もしメリットとデメリットのどちらが上回るかはっきりしない場合は，一旦治療を始めてみて，そのメリットとデメリットがより明らかになった段階で治療を継続するか中止するかを判断することもあります．これは，医療において日常的に行われることです．

　例えば，がん患者さんに対して，ある抗がん剤があり，エビデンス・レベルは低いものの効果が期待できるかもしれない，一方で副作用もある一定の割合で問題になりうる場合，デメリットを考慮して治療を開始しないと判断することもあれば，一旦治療を始めてみて効果が乏しければ，あるいは副作用が看過できないようであれば中止するという判断をすることもあるでしょう．

　この場合，「治療を開始しないこと」と「治療を中止すること」の間に倫理的な差異を感じる人は少ないと思います．少なくとも，「開始しないこと」

だけを許容し,「抗がん剤を中止すること」は許容すべきではないと感じる人はほとんどいないと思います.

ではなぜ,生命維持治療,とりわけ人工呼吸管理に関しては,「その有効性が不確かな段階では,一旦開始してみて,効果が乏しければ中止する」という普通の医学的判断が許されないのでしょうか？あるいは許されないと感じているのでしょうか？

な ぜ生命維持治療を中止できないのか

論理 A：人道に反する悪い行いである

主要な理由の1つとして,「生命維持治療を中止するということはその患者さんの生命を絶つということであり,医療行為として許容されるべきではない(生命維持治療を中止することは人道に反する悪い行いである)」という論理があります(論理 A).

ただ,もしこの論理 A に従うのであれば,「生命維持治療を開始しないこと」を許容することは矛盾することになります.生命維持治療を施さなければ死が避けられない患者さんに,生命維持治療を開始しないということは,患者さんは延命されない,すなわち命を絶つことになります.これは治療の中止と同様,差し控えも許容すべきではない「悪い行い」ということになります.

つまり,論理 A を貫くのであれば,「生命維持治療の差し控えも中止も,患者の生命を絶つ行為になるので許されない」と言わなければなりません.現状において生命維持治療の差し控えが許容され,中止が許容されてないことの根拠としては薄弱だと言わざるをえません.

論理 B：Slippery slope(滑りやすい坂道)

また別の理由として,「生命維持治療の中止が道徳的に正しいことはありうる.しかし一旦認めると,本来,生命維持治療を中止すべきでない人まで中止に導く可能性があるので,生命維持治療の中止を認めるわけにはいかない」という主張があります(論理 B).

この論理 B は,「Slippery slope(滑りやすい坂道)」と呼ばれる考え方

に基づくものです．「Slippery slope（滑りやすい坂道）」とは，「ある事柄（A）は道徳的には正しい．しかしAを認めると道徳的に不正なこと（B）も認めなくてはいけなくなる．したがって，Aを認めることはできない」という理屈です．

つまり，論理Bでは，生命維持治療の中止は必ずしも悪い行いではないが，一旦容認してしまうと歯止めがきかなくなるので全面的に禁止するという考え方だと言えます．確かに，無秩序に生命維持治療が中止されることは危惧すべきことと言えるでしょう．

かつてナチスドイツなどにおいて，自己決定の名のもとに社会的弱者や精神障害者たちが積極的安楽死に追いやられた歴史を振り返ると論理Bは一定の説得力を持ちます．多くの国が積極的安楽死を法的に禁止している大きな理由の1つもこの「Slippery slope（滑りやすい坂道）」に基づいたものです．ただ，もし論理Bに従うのであれば，生命維持治療を差し控えることについても同じ問題があります．

例えば，生命維持治療の差し控えだけが許容されている社会では，一旦治療が開始されるとそれが本人の望まない苦痛を与えるものであることが明らかになっても続けなければならないことになります．それを避けようとすると治療開始を躊躇することになり，回復するかもしれない患者の治療が手控えられる可能性が生じます．

そのため，本来，生命維持治療の差し控えそのものは人道に反することではなかったとしても，生命維持治療の中止が禁止されているがために，過度の差し控えが横行することにつながりかねません．不確実な予断によって拙速に治療を差し控えるよりも，まずは「疑わしきは生命の利益に」の原則に則って治療を開始してみて，より状況が明らかになってから中止を検討する方が，人道的に望ましい場合があることは明らかでしょう．

このように考えてみると，むしろ，生命維持治療の差し控えだけが許容され中止が全面的に禁止されている社会の方が「Slippery slope（滑りやすい坂道）」を転がりやすいかもしれません．それでも，わが国では生命維持治療の中止のみを禁止して，差し控えだけを許容する社会の方が安心して暮らせる社会だと判断するのでしょうか．

国際的には，全面的に生命維持治療の中止を禁止するのではなく，妥当に

実施するためのルール（あるいは「滑りやすい坂道」を転げ落ちないための歯止め）の１つとして，法律やガイドラインなどによる規制を設けていることが多いと思います（▶▶ 32. ガイドラインの項）．

● 論理 C：社会通念に反する ●

さらに別の意見として，「生命維持治療の中止は悪い行いとは言えないが，国民感情的に受け入れがたく社会的に批判される恐れがある（社会通念に反する）」という主張もあります（論理 C）．

実際に，一般の人たちや医療者の意向を政府が調査した「終末期医療のあり方に関する懇談会」の調査結果（厚労省，2010）を見てみると，「自分が治る見込みがなく死期が迫っていると告げられた場合の延命」について，「延命治療を望む」と答えた人は，一般人で11％，医療者は10％以下でした．

逆に，「延命治療を望まない」，あるいは「どちらかというと望まない」と答えた人は，一般人，医療者とも７割以上でした．さらに，「延命治療を望まない」，「どちらかというと望まない」と回答した人のうち，一般人の８割，医療者の９割以上が「延命治療の中止を希望する」と答えています．

このことからも，一般の人たちの大半は生命維持治療の中止を受け入れていることが見て取れます．少なくとも，生命維持治療の差し控えは良くて中止だけが社会通念に反するという明白な根拠はありません．

● 論理 D：生命維持治療の中止は違法行為の恐れがある ●

最後に，多くの医師が最も懸念する理由として「生命維持治療の中止を認めたいけれど，法が許さないかもしれない（生命維持治療の中止は違法行為の恐れがある）」というものがあります（論理 D）．

生命維持治療の中止が違法行為と見なされるかもしれないということになると医療者としては大きな問題ですので，躊躇するのも当然です．しかし，生命維持治療の中止が違法行為であることを明示した法律はなく，生命維持治療を中止したことを理由に送検された事件は全て不起訴になっています．

つまり，生命維持治療の中止そのものを違法行為と認定した判例もありませんが，一方で合法と判断した判例もありませんので法的位置づけはわからないということになります．なお，欧米では医療行為の違法性の有無につい

て事前に司法に問うこと（宣言的判決）が可能です．そのため，違法性が不明確な行為についてはその法的妥当性をあらかじめ確認してから実施することができ，この制度を活用することによって模範的判例の蓄積にもつながっています．

一方，わが国では宣言的判決のシステムが未発達なため，医師は医療行為を行うにあたってはその法的妥当性を自ら判断し，事後的に司法によって裁かれるという極めて不安定な立場に立たされざるを得ないのが現状です．つまり実施してみなければその行為が司直の及ぶ所と見なされるかどうかはわからないということです．わが国にも法的妥当性が確認できる宣言的判決のような制度があれば，医療現場ももう少し安定するのではないかと愚考します．

積極的安楽死の法的位置づけ

とはいえ，現状において法的位置づけをどう解釈すべきか検討しておく必要はあるでしょう．わが国において医師が積極的安楽死を行って殺人罪の有罪判決を受けた事件は2つありますが（東海大学事件と川崎協同病院事件），川崎協同病院事件は罪状の中に積極的安楽死に加えて人工呼吸管理の中止も含まれていました．

ただ，有罪判決となった理由は，積極的安楽死を実施したことや生命維持治療を中止したことそのものというより，そのプロセスに問題があったためです．そもそも，回復が見込めない終末期であったかどうかの判断が1人の医師による独断であり，生命維持治療を中止して安楽死を選択すべきかどうかについても，医療チームのコンセンサスが図られていませんでした．さらに患者および家族の同意が不明確なことが問題として指摘されました．

つまり，生命維持治療の中止や積極的安楽死の法解釈以前に，医療行為を行う上での基本的な判断や手続きに問題があったと判断されたということです．したがって，もし適切な医学的判断に基づいて医療チームのコンセンサスを得た上で，患者さん・家族の同意を得て行っていれば，有罪になったかどうかは分かりません．

ちなみに，この川崎協同病院事件で判決を下した東京高等裁判所は「尊厳

死の問題を抜本的に解決するには，尊厳死法の制定あるいはそれに代わりうるガイドラインの策定が必要であろう．（中略）司法が解決すべき問題ではない」と述べており（東京高裁判決，平成19年），生命維持治療の中止の妥当性は司法が判断することではないと言っています．また，東海大学事件では横浜地方裁判所が傍論として「生命維持治療の中止を許容するための要件」を述べています．

　つまり，医療者側が，司法が違法と判断するのを恐れて生命維持治療の中止を躊躇する一方で，司法側は生命維持治療の中止を違法と判断したことはなく，むしろ医学的な問題であり司法が判断するマターではないとすら考えているという不思議な状況が生じていると言えます．

　いずれにしても，もし司法が生命維持治療の中止を違法と判断するとすれば，心臓マッサージも中止できず半永久的にやり続けなければならないということになります．心臓マッサージは心拍を自力で維持できない（つまり心臓マッサージを施さなければ死亡する）患者さんに対して実施される医療行為ですから生命維持治療にほかなりません．

　実際のところ，心臓マッサージの中止については（その結果，患者さんが死亡したとしても），社会全体において許容され実際に広く行われています．はたして，心臓マッサージを中止することは許されて，人工呼吸管理を中止することが許されない理由はどこにあるのでしょうか．

　別の言い方をすると，「間欠的に心臓を圧迫して心拍を維持すること」と「間欠的に空気（酸素）を送り込んで呼吸を維持すること」の間に生命維持治療としてどのような本質的な違いがあるというのでしょうか．「心臓マッサージは人間が行うので物理的，現実的な限界がある」という反論も聞いたことがありますが，器械で胸骨を圧迫することも可能ですので反論になりません．

　いずれにせよ，生命維持治療の中止を法的に禁止するのであれば，「心臓マッサージを中止することによって心停止を生じさせることはできない」という理屈が成り立ってしまいます．

　これまで見てきたように，生命維持治療の中止を許容できないことを正当化する論理は，生命維持治療の差し控えを許容する限り，あるいは心臓マッ

サージの中止を許容する限り，全て根拠が乏しいと言わざるをえないでしょう．一方で，生命維持治療の差し控えと中止はいずれも「自然な死を受容して生命維持治療を施さない」という同質の医療であるという解釈に立つと全てを矛盾なく説明でき，現場はより適切な医学的判断に基づいて実践することが可能になります．

実際，欧米諸国の集中治療室で死亡した子どもの43～72%において生命維持治療の中止が施されたとの報告もあり（McCallumら，2000），米国では小児医療施設の集中治療室における死亡の78%が生命維持治療の中止した後に生じていたと報告されているように（Munson, 2007），同様の報告は各国で枚挙にいとまがありません．「疑わしきは生命の利益に」の原則を実践する上でも，生命維持治療の中止と差し控えとの間に倫理的な差異はないという考え方が臨床現場において広く浸透していることがわかります．

結局のところ，わが国以外の多くの国がそうしているように，生命維持治療の中止と差し控えを同質の医療行為と見なして，滑りやすい坂道を滑り落ちないようにきちんと意思決定のルールを設けて，生命維持治療の妥当性の判断が難しい場合は，「疑わしきは生命の利益に」の原則に則り，まずは治療を始めてみて，状況がより明らかになった段階で改めて中止を検討することができる方が現場の矛盾がないだけでなく，患者さんにとっても，医療者にとっても，より安心できる社会なのではないかと考えられます．

それでも，生命維持治療の中止がダメで，差し控えのみ許容されるということであれば，最後は次のような（屁）理屈で対抗してみようと思います．
「生命維持治療を中止しただけでは人は死なない．なぜなら直ちに生命維持治療を再開すればいいからである．したがって，生命維持治療を中止したのちに患者の死が訪れたとすれば，それは生命維持治療を再開しなかった，つまり差し控えたからに他ならない」
この理屈はいかがでしょうか（余談でした）．

- McCallum DE, et al. How children die in hospital. J Pain Symptom Manage 2000; 20: 417-423
- Munson D. Withdrawal of mechanical ventilation in pediatric and neonatal intensive care units. Pediatr Clin North Am. 2007; 54: 773-785
- 厚生労働省.終末期医療のあり方に関する懇談会.「終末期医療に関する調査」結果報告について.平成22年10月.

9 子どもの痛みを見立てる

痛みについて尋ねる

　適切な疼痛緩和のためには疼痛の存在を的確に把握し評価することがその第一歩となります．しかし，子どもは痛みをうまく表現できないためにその存在が適切に認識されないことがあり，結果として子どもの痛みは過小評価されがちです．特に医療者は親に比べて子どもの痛みを過小評価しやすいと言われています．

セルフレポートによる痛みの評価

　痛みはあくまでも主観的な経験なので，子どもであっても成人同様に，痛みを訴えられる限りセルフレポート（自己申告）がゴールドスタンダードであることに変わりありません．痛みを評価するためには，ペイン・ヒストリーの聴取，身体診察，痛みの原因の診断，痛みの程度の測定，心理社会的な影響の評価などが必要ですが，子どもは発達や障害の程度によって痛みの表現能力や表現方法が異なるため，それぞれ子どもの特徴を踏まえたものでなければなりません．

　一般に，**言葉で痛みを表現する**ことができるようになるのは概ね 2〜4 歳ぐらいからであり，**大小の比較**は 5，6 歳ぐらいになるとできるようになってくるとされています（積み木を大きいものから順番に積む，など）．痛みの程度も簡単な表現なら行うことができるようになります（フェース・スケールやポーカーチップを用いる，など）．**時刻や時間の長さの概念**も 5，6 歳から発達してきます．7 歳を過ぎると，物の大きさ，時間の長さ，といった「程度」を具体的に測ることができるようになってきます．

　過去の時間感覚も発達レベルによって大きく変わります．例えば 1 週間前の出来事を正確に 1 週間前だと認識できるようになるのは 7，8 歳ぐらいからではないでしょうか．さらに，この 1 週間の痛みの性状や程度の変化

を正確に伝えられるようになるのは小学校の高学年ぐらいからだと思います．

一方，痛みに対する記憶はどれほど幼少でも将来に影響を与えうることが分かっています．例えば，出生後すぐに割礼を受けた子どもは将来の予防接種に伴う痛みにより強く反応することや，小児期に痛い処置を経験した人は成人なっても注射や病院を避ける傾向があるため医療へのアクセスを控えることで健康を損なうリスクが高まると報告されています．まさに「三つ子の魂百まで」といえます．

一般に10代になると，痛みを質的，量的に捉えることが成人同様に可能となり，数字などへの変換も可能です．ただ，病気の影響で「幼児がえり」することもありますので，その場合は無理に大人と同じような申告を強いることなく，平易な表現で答えてもらうのもいいでしょう．

評価時の注意点

子どもの痛みを自己申告に基づいて評価する時の注意点があります．それは痛みについて尋ねるときに「誰がどんな理由でどんなふうに尋ねるのか」によって回答が変わりうるということです．

例えば，母親が尋ねるのと医者が尋ねるのとでは違う回答をする傾向があったりします（Rossら，1984）．術後の子どもは「痛みがある」と答えると「また注射されるのでは」，「また怖い処置をされるのでは」と不安になり，「痛くない」と答える傾向があることが指摘されています．

また，痛みを我慢するとほめてもらえる，ご褒美がもらえる，といったように「我慢が美徳」になっている場合は，痛みがあっても我慢するでしょう．つまり，たとえ自己申告する能力があっても，状況次第で回答が何時も同じとは限らないことも銘記しておく必要があります．

上記のような特徴を踏まえながら，実際には患者さんと話しながら，キャラクター，痛みの捉え方，表現の仕方，どんな風に痛みのことを聞いたらうまく表現してもらえるか，など個別の特徴を考慮して痛みの経過（ペイン・ヒストリー）に耳を傾けることが大切でしょう．参考までに，WHOが提唱するペイン・ヒストリー聴取のポイントを下記に示します（表1）．

表1 ペイン・ヒストリー聴取のポイント

- 痛みについてどのような言葉を使うのか
- どのような表現や振る舞いが痛みを表す合図となるのか
- 子どもに痛みがあると，親あるいは介護者はどのような行動をとるのか
- 痛みを和らげるのに何が最も効果的か
- どこが痛くて，それはどのような特徴（場所，程度，性状）を持っているのか
- 今の痛みはどのように始まったのか（急に？それとも徐々に？）
- その痛みはどのぐらいの時間続いているのか
- 痛みが子どもの睡眠や精神状態に影響を与えているか
- 痛みが子どもの行動（座る，立つ，歩く，走る）を制限しているか
- 痛みが子どもの周囲との交流や遊びへの意欲を制限しているか

(WHO, 2012)

Ross DM, et al. The importance of type of question, psychological climate and subject set in interviewing children about pain. Pain 1984; 19: 71-79

WHO guidelines on the pharmacological treatment of persisting pain in children with medical illnesses. World Health Organization, Geneva, 2012

子どもの痛みを見立てる

痛みの程度を測る

　痛みの程度を適切に測定するためには定量化することが推奨されています．定量化とは，つまり痛みの程度を数値化，あるいは段階的なカテゴリー化することによってレーティング（格付け）するということです．基本的に痛みの程度をレーティングするのは自分自身で痛みの程度を申告（セルフレポート）できる必要があります．**レーティング・スケール（格付けの物差し）**の手法は一般に下記のように分類されています．

レーティング・スケール（格付けの物差し）

● Numerical rating scales (NRS) ●

　痛みの程度を 0 から 10 までの数字に置き換えて表現する方法が一般的で，最も頻繁に用いられるレーティング・スケールです．この方法をうまく用いられるかどうかは患者さんの「数える能力」がポイントになります．少なくとも数字の大小が理解できれば小児でも利用可能です．

　一般には 8 歳ぐらいになると言葉，順序，数字，割合の概念などの理解が深まり，痛みを数字でレーティングできるようになってきます．11 歳以上になると概ね成人と同じようにレーティングができるようになります．数字の理解が拙い幼児でもポーカーチップなどを使うと，うまく表現できるといわれています．

● Visual analogue scales (VAS) ●

　痛みの程度を線の長さで表現する方法で，最大の痛みを 10 cm (100 mm) とした場合に痛みの程度を 0-100 mm の間のどこかに印をつけて表すのが一般的です．小児では水平線より温度計のように垂直線（Pain thermometer と呼ばれたりします）の方がコンセプトを理解しやすいとの報告もあ

ります（Gaston-Johansson，1996）．

しかし，体温計も室温計もデジタルになった現在では，アナログの温度計だとイメージしづらいかもしれません．その場合は音量ボリュームなどをイメージしてもらった方が分かりやすいかもしれません．概ね8歳以上で使用可能でしょう．

● Category rating scales(CRS) ●

痛みの程度を段階的にカテゴリー化して表す格付け手法をCRSと呼びます（例：「全く痛くない」，「少し痛い」，「まあまあ痛い」，「とても痛い」）．「フェース・レーティング・スケール」は泣いている顔の表情の険しさを段階的に並べて痛みの程度に置き換える方法（Wongら，1988）で，最も頻用されているCRSです．

この方法は概ね4歳以上で使用が可能とされ，痛みの程度を数字に置き換える作業を必要としないので年少児ではVASやNRSに比べて表現しやすいとされています．「泣き顔」のモデルとして，子どもが親しみやすいようにアニメのキャラクターや子どもの写真を使ったものなど様々にアレンジされたものが作られています．

「最大の痛み」の設定

痛みの程度をレーティングするための第一歩は明確な基準の設定です．上記のようなレーティング・スケールを用いる場合，それは「最大の痛み」の設定ということになります．ところが，実際には「最大の痛み」をどのように設定すればよいのかは定まっていません．

教科書的には「想像しうる最悪の痛みを10とする」といったニュアンスで説明されていることも多いのですが，子どもにとって経験したことのない最悪の痛みを想像するといっても，具体的にどのような痛みをイメージしたらいいのかわからないというのはよくあることです（もちろん，うまく想像できる子どもは問題ありませんが）．そもそも一週間前に想像した最悪の痛みと今現在想像している最悪の痛みが同じかどうかも定かではありません．その場合は，「最大の痛み」を空想させるより具体的な体験と比較させる方

がやりやすいといえるでしょう．

　具体的な体験というと，「今までに経験した中で最大の痛み」を基準にするという方法があります．これは確かに空想ではなく現実に経験した具体的な基準ではありますが，経験値の少ない子どもにとっては必ずしも適切とはいえません．

　例えば，これまでせいぜい予防接種や採血が一番痛い経験だったとしたら，それ以上に激しい痛みは全て最高点（10点）になってしまいます．あるいは，以前に怪我をしたときの痛みが最大の痛みだったとして，その時に怪我で感じた体性痛による急性疼痛と今の内臓痛による慢性疼痛を比較してどちらがどれぐらい痛いかを比較するというのは，痛みの性格も異なりますし，簡単に比べられないかもしれません．

　このように考えますと，比較する対象として一番イメージしやすいのは「今，存在する痛み」であり，特に小児では「痛みが治療前と比べて治療開始後にどの程度緩和されているか」を答えさせるのは比較的答えやすいと考えられています．痛みが全く緩和されてなければ10点，完全に緩和されていれば0点といった感じです．ただし，疼痛治療が行われていない場合はもちろん「治療前後」の比較はできません．

　いずれにしましても，「最大の痛み」をどのように設定するのかを関係者間で統一しておくことは痛みの程度のレーティングに欠かせません．

レーティング・スケールの具体的な使い方

疼痛評価の目的は何か

　レーティング・スケールをどのように用いてレーティングするのがいいのかについては疼痛評価の目的によっても変わってきます．具体的には，レーティングの目的が「バイタルサインのルーチンチェックの一環として痛みの程度を経時的に記録すること」なのか，「疼痛治療の治療効果を評価すること」なのかによっても，評価の方法，患者さんへの尋ね方も変わってくることがあります．

　前者，つまり，痛みの程度を経時的に連続して記録していく場合には，スタッフ全体で手法が統一されている必要がありますし，できるだけシンプル

に，NRS が実施可能な患者さんだと数字でレーティングするのが簡便な方法だといえるでしょう（VAS だとどうしてもモノがいるので，ひと手間増えます）．NRS が難しい場合はフェース・スケールでもいいでしょう．

●治療効果の評価●

一方，治療効果を評価していく際には，関係者の間で治療の目標を共有しておくことが重要になります．しかし，「痛みを 5 点から 3 点になるように治療しましょう」といった目標の立て方は一見，具体的なように見えますが，実際には実感に乏しく現実的ではないでしょう．それは VAS も同様です．むしろ，痛みが「生活に及ぼす影響」を具体的に設定してその改善の程度を指標にする方が疼痛管理の目標・意義が患者さんにもリアルに理解できます．

例えば，「痛くて夜に何度も目が覚める」という患者さんでは「夜に目が覚めずに眠れるようにすること」が具体的に共有しやすい目標であり，「治療を開始して夜にどの程度眠れるようになったか」が共有する評価ポイントとして大切になります．あるいは少し歩くだけで痛みが激しくなるためほとんどベッドの上で過ごしている患者さんでは「治療を開始してどの程度歩けるようになったか」を共有するが大切でしょう．

このように，治療効果を具体的な生活の実感として，その改善の程度を評価する方が，漠然とした数字を目標に設定するより患者さんにとって治療の意味や効果がつかみやすいといえます．

そして肝心のレーティングですが，小児だけでなく成人においても，数字で絶対値を答えさせるより，カテゴリー化する方が答えやすい患者さんは少なくありません．ではカテゴリーで答えてもらう場合には CRS の代表格であるフェース・スケールがいいのかというと，フェース・スケールが答えやすいという人はそれでもいいと思います．

一方，もっとシンプルに，治療前と比べて（あるいは薬の増量前と比べて）「痛みが全く変わらない」，「痛みがちょっとマシになった」「痛みが半分ぐらいマシになった」，「痛みがかなりマシになった」，「痛みをほとんど感じないぐらいマシになった」の 5 段階ぐらいにカテゴリー化して言葉で答える方がフェース・スケールより答えやすい人も少なくありませんし，治療効果の評価をダイレクトに共有できるメリットがあります．筆者はフェース・ス

ケールや NRS よりもなるべくこの方法を優先するようにしています.

　ちなみに,カテゴリーを何段階に分割するのが最適なのかについては明らかなエビデンスがありません.フェース・スケールは伝統的に 6-7 段階ぐらいにカテゴリー化されていることが多いと思いますが,実際に治療効果を評価するに当たっては,7 段階のような細かい分類は必ずしも必要とは感じていません.5 段階ぐらいでも十分ではないでしょうか.

　いずれにせよ,必ずしも数字で定量化することがベストとは限りません.

Gaston-Johansson F. Measurement of pain: the psychometric properties of the Pain-O-Meter, a simple, inexpensive pain assessment tool that could change health care practices. J Pain Symptom Manage 1996; 12: 172-181

Wilkie DJ, et al. Measuring pain quality: validity and reliability of children's and adolescents' pain language. Pain 1990; 41: 151-159

Wong DL, et al. Pain in children: comparison of assessment scales. Pediatr Nurs 1988; 14(1): 9-17

Wong DL, et al. Wong's essentials of pediatric nursing. 6th ed. St Louis, MO: Mosby, 2001

子どもの痛みを見立てる

言葉で表現できない子どもの痛みを推し測る

　痛みをうまく表現できない幼少の子どもや心身障害を持つ子どもの痛みを評価するのは難しい課題です．痛みはあくまでも主観的な感覚であるため，本人が痛みを明確に訴えない限り，結果として痛みを見過ごされてしまう，あるいは軽視されてしまいかねません．それでは，どのようにして把握すればいいのでしょうか？

行動の変化から痛みを把握する

　痛みを言葉で表現できない子どもの痛みを把握するにあたっては，「**顔の表情**（眉をしかめる，目を強く閉じる，鼻にしわを寄せる，上唇が上がるなど）」，「**声の発し方**（泣く，呻くなど）」，「**体の動き**（痛い個所を動かしたがらない，痛み刺激に対する逃避反応，筋緊張の亢進など）」といった行動 (behaviour)，あるいは「**生理的な変化**（汗や頻脈など）」から痛みの存在を推測することが重要になります．

　ただし，これらの行動の変化は，疼痛と他のストレスの区別が難しいことも理解しておく必要があります．子どもが泣くのは痛いことだけが理由ではありませんし，いろんな理由で顔をしかめます．我慢強い子もいれば，過剰に反応する子もおり，個人差も小さくありません．必ずしも行動の激しさと痛みの強さの程度が比例しているとも限りません．状況からの判断や一人ひとり個別の行動特性を把握しておくことも大切です．

　痛みの評価，特に行動観察において医療者は親に比べて痛みを過小評価しやすく，医師はナースよりもさらに過少に評価する傾向があるといわれています．常日ごろから子どもを身近に見ている介護者の判断を軽視しないことが肝要といえます．

行動観察による疼痛評価ツール

　現在，様々な行動観察による疼痛評価ツールが開発されており，広く臨床の現場で活用されているものもあります．ただし，これらのツールの妥当性評価はほとんど急性疼痛に基づいて行われたものですので慢性疼痛でも同じように使えるかどうかは分かりません．さらに日本語訳でのツール使用については妥当性がほとんど評価されていません．

　行動や生理的な変化を観察するだけでは痛みの存在を明確に否定することができない場合，鎮痛薬を試験的に投与してみてその後の反応を見ることが最も効果的な疼痛評価方法のこともあります．

　急性疼痛，慢性疼痛，重度の神経障害を持つ子どもの疼痛に伴う行動の在り様の特徴を下記に示します．

急性疼痛

　急な鋭い痛みでは，痛みに対する反応が行動として表れやすく，顔の表情や声の発し方，体の動かし方，生理的な変化の観察によって疼痛の存在を比較的正確に把握することが可能とされています．特に処置に伴う疼痛は生じるタイミングが明らかであり評価しやすいでしょう．ただし，処置の際には，不安からくる行動と痛みに伴う行動とを厳密に区別することは困難ですし，不安と痛みは互いに影響し合う性質のものであり，注意が必要です．

　また，顔の表情，啼泣や生理的反応などによる疼痛評価の重要性は年齢の増加に伴って低くなってきます．これは，成長に伴って行動の幅が言語をはじめ広く発達することや，社会の期待に応えて行動の自制を学ぶことが影響しているからでもあります．

慢性疼痛

　がんの痛みをはじめとする慢性疼痛においては，急性疼痛のような行動の大きな変化は乏しく，痛みを評価するのは困難なことが少なくありません．がんによる慢性疼痛を有する幼児では，むしろ言葉数が減ったり，活気がなくなったり，といった活動性の低下を認めたり，イライラしたり，神経質になったり，さらには感情表出の欠如，周囲への関心の欠如といった無欲状態

など一見疼痛とは関係のないような心理的な変化を表出することが指摘されています（Guavain-Piquardら，1987）．おとなしく静かにしている子どもが鎮痛薬を投与されると，元気にはしゃぐようになったりすることもあります．

●重度の神経障害を持つ患者さんの痛み●

重度神経障害を有する子どもの親の多くが子どもに痛みがあると感じていることが指摘されています．また，重度神経障害を有する子どもの57％に痛みがあり，これらの患者に鎮痛薬（コデイン，アセトアミノフェン，NSAIDsのいずれか）を投与すると疼痛スコア（Paediatric Pain Profile）が優位に低下したとの報告もあります（Huntら，2004）．重度の神経障害があると痛みを訴えることができず，しかも筋緊張の亢進などの体の動きの変化も痛みに特有のものではないため，痛みを見過ごされたり，過小評価されていたりすることは少なくありません．

Gauvain-Piquard A, et al. Pain in children aged 2-6 years: a new observational rating scale elaborated in a pediatric oncology unit-preliminary report. Pain 1987; 31(2): 177-188

Hunt A, et al. Clinical validation of the paediatric pain profile. Dev Med Child Neurol 2004; 46: 9-18

子どもの痛みを和らげる
非オピオイド鎮痛薬の使い方

　軽度の痛みに対しては非オピオイド鎮痛薬（アセトアミノフェン，NSAIDs）を用いることが推奨されています．WHOのガイドラインでは，小児に用いられる非オピオイド鎮痛薬としてアセトアミノフェンとイブプロフェンが推奨されていますが，二者のうちいずれを優先すべきか定まっていません．

　非オピオイド鎮痛薬は**天井効果**（薬剤を増量してもさらなる増量効果が得られない投与量の上限）があり，副作用も無視できなくなるため最大投与量が決められています．そのため鎮痛効果は限定的ですので中程度以上の痛みについてはオピオイドの使用を考慮します．

ア セトアミノフェン

　子どもの軽度の痛みに対して用いられる鎮痛薬としては，アセトアミノフェンが一般に最もよく用いられていると思います．アセトアミノフェンの鎮痛効果の機序は十分解明されていませんが，抗炎症効果が乏しいとされており，そのためNSAIDs（非ステロイド系抗炎症剤）には含まないのが一般的です．しかし，アセトアミノフェンより他のNSAIDsを用いる方が炎症に伴う疼痛に対して効果が期待できるのかどうかは明らかではありません．

投与量について

　アセトアミノフェンの使用において注意しておかなければならないのは，わが国の小児科診療で用いられる標準的な投与量（1回10-15 mg/kgを投与間隔4-6時間以上あけて，1日総量60 mg/kgを限度）は欧米での使用量と比べて少ないということです．

　たとえば，わが国では10 mg/kgを1日3回といった投与方法が一般的

なようです．しかし，アセトアミノフェンの鎮痛効果が期待できる最低投与量が10 mg/kgとされ，作用時間が4-6時間であることを考えると，これでは十分な疼痛緩和が図れない可能性が高いと推測されます．

ちなみに，イギリスの医薬品集では小児（月齢3ヵ月から12歳まで）へのアセトアミノフェン（イギリスでは薬剤名をパラセタモルといいます）の投与量は1回20 mg/kgを6時間毎（最大90 mg/kg日あるいは4 g/日）で開始し，48時間後を目安に15 mg/kg/回に減量して維持投与することになっています．

副作用について

とはいえ，アセトアミノフェンをこれまでの慣習に比べ倍以上の量で投与するとなると副作用が心配になります．特にアセトアミノフェンの副作用としては肝毒性（劇症肝炎）が有名ですので多量のアセトアミノフェンを使用することには躊躇があるかもしれません．ただ，この肝毒性のリスクについては欧米の事情を多少理解しておく必要があると思われます．

(1) 欧米の場合

欧米ではアセトアミノフェン錠の内服が困難な小児に対してはシロップ液をボトルで処方するのが一般的で，1回投与量を小さなカップに移して服用します（ちなみに，イギリスの薬局に行って驚いたのは，子どもへの坐薬の使用は苦痛を伴う観点から避けるように配慮されていて，アセトアミノフェン・シロップはどこでも入手できるものの坐薬は一切見かけなかったことです）．

幼い子どもがこのアセトアミノフェンのたくさん入ったボトルを甘いジュースと間違えてラッパ飲みでガブガブ飲んでしまうと，過量に摂取されたアセトアミノフェンの代謝過程においてグルタチオン抱合による無毒化が追いつかず肝毒性を生じさせる原因となりえます（現在は子どもの誤飲を防ぐための工夫がボトルに装備されています）．

(2) 日本の場合

一方，日本ではアセトアミノフェンをシロップで処方することはほとんどなく，伝統的に坐薬（あるいは細粒）での処方が多いため，子どもが過量に服用してしまうことはほとんど経験しません．いずれにせよ，一般的な投与

量ではアセトアミノフェンは重篤な肝毒性を過度に心配する必要はないと言われています（Leskoら，1999）．

なお，アセトアミノフェンは感冒薬や鎮痛薬の配合薬として入っていることがありますので，複数の薬剤の併用などで知らないうちに過量投与になっていることのないように注意が必要かもしれません．

アセトアミノフェンは非ステロイド抗炎症薬（NSAIDs）で問題となりうる胃粘膜障害，腎障害，出血傾向の助長といった副作用が少ないため，その点でも比較的安心して使える鎮痛薬です．

たとえば，抗がん剤などによる腎機能の悪化した時や骨髄抑制による出血傾向がある時などにはNSAIDsより使いやすいでしょう．近年，注射薬も認可されましたので内服が困難な患者さんにも投与できるようになり便利になりました．また，500 mg錠も認可されたため成人や体重の大きな小児では投与錠数が減り服用が楽になりました．

さらに，アセトアミノフェンは眠気を生じにくいので，オピオイド投与中の患者さんにおいて疼痛は残存しているものの眠気のためにオピオイドの増量が難しい場合には，アセトアミノフェンを加えることで鎮痛効果を多少は期待できます（Stocklerら，2004）．ただし，オピオイドの投与量がかなり多い場合にはアセトアミノフェンの追加効果が乏しいとも言われています（Israelら，2010）．

なお，アセトアミノフェンを長期間使用することの安全性は明らかではありません．

SAIDs

成人では非オピオイド鎮痛薬の第一選択として用いられることの多いNSAIDsですが，アスピリンとライ症候群との関連性が疑われて以降，小児では使用が控えられてきた歴史があります．

NSAIDsを鎮痛目的に用いてライ症候群の発症リスクが上昇するかどうか明らかではありませんが，鎮痛薬としての効果が期待できる薬剤であり，副作用に注意しながら必要に応じて使用することを考慮してもよいと言える

でしょう．特に骨痛や局所の炎症に伴う疼痛では時としてオピオイド以上に効果を発揮しうることが経験的には期待できますが，エビデンス・レベルは高くありません．

　WHOのガイドラインでは，小児に用いるNSAIDsの第一選択薬はイブプロフェン（推奨投与量5-10 mg/kg/回：6-8時間ごと）となっていて，他のNSAIDsは推奨されていません．これはイブプロフェンがNSAIDsの中でも特に安全性や有効性において優れているからというわけではありません．国際的に最も流通しており安価で入手しやすい薬であり，有効性や安全性についても経験が豊富であることが主たる理由です．

　成人，特に高齢者ではNSAIDsによる胃粘膜障害や腎障害が問題となりやすいのですが，イブプロフェンの短期的な使用における消化器や腎への副作用は小児では稀であると言われています（Leskoら，1999）．ただし，気管支喘息の既往がある子どもでは注意が必要です（Palmer，2005）．

　COX2選択的NSAIDsの小児における副作用軽減の優位性，あるいは心血管イベントの危険性については明らかでありません．

Israel FJ, et al. Lack of benefit from paracetamol (acetaminophen) for palliative cancer patients requiring high-dose strong opioids: a randomized, double-blind, placebo-controlled, crossover trial. J Pain Symptom Manage 2010; 39: 548-554

Lesko SM, et al. The safety of acetoaminophen and ibupurofen among children younger than two years old. Pediatrics 1999; 104: e39

Palmer GM. A teenager with severe asthma exacerbation following ibuprofen. Anaesth Intensive Care 2005; 33: 261-265

Stockler M, et al. Acetaminophen (paracetamol) improves pain and well-being in people with advanced cancer already receiving a strong opioid regimen: a randomized, double-blind, placebo-controlled cross-over trial. J Clin Oncol 2004; 22: 3389-3394

子どもの痛みを和らげる

13 オピオイド開始時の選択

モルヒネ

　中程度以上の痛みについて小児に用いるオピオイドの第一選択がモルヒネであることについては国際的に共通しています．それは，モルヒネが古くから世界中で広く用いられているため多くの経験や研究に基づいた効果，副作用，長期的な安全性などのデータが豊富に蓄積されている上に，剤形が豊富なため，年齢や病態に関わらず広く用いやすいことが主たる理由です．

　ただ，モルヒネが他のオピオイドに比べて効果や安全性において優れているかどうかは明らかではありません．また，国際的にはモルヒネが他のオピオイドに比べて安価であることも好まれる理由ですが，わが国ではモルヒネが他のオピオイドに比べて安いわけではなく，むしろ高価だったりします．いずれにせよ，他のオピオイドを推奨する新たなエビデンスが出るまでは，モルヒネを第一選択として用いることが推奨されると思います．

　モルヒネの定期内服を開始する際の投与量は，WHOの小児の疼痛ガイドラインによると，速放製剤の経口内服の場合は200-500μg/kg/回（Max. 5 mg）を4時間毎（つまり1.2 mg-3 mg/kg/日），徐放製剤の場合は200-800μg/kg/回を12時間ごと（つまり0.4-1.6 mg/kg/日）となっています．

　このように，ガイドラインの推奨量にはかなり幅がありますが，欧米のテキスト的には1 mg/kgで開始するのが一般的です．ただ，わが国の実情を鑑みると0.5 mg/kg/日程度から始めるのが無難だろうと思います．ここでは錠剤を服用できない幼少な小児を例にモルヒネの開始について説明したいと思います．

　モルヒネの定期内服を開始する際，速放製剤と徐放製剤のいずれを用いるかはケース・バイ・ケースで判断します．比較的速やかにタイトレーションしたい場合は，速放製剤を用いた方がモルヒネの効果を見ながら速やかに増

量しやすく（場合によっては1回の服用で効果を見て増量してもよい），水薬にしておけば服用量を変更するだけでよいので投与量の調整もしやすいのがメリットです．頓用も同じ量を追加で服用するだけでいいので簡便です（▶▶ 処方例1）．

> **処方例1（体重20 kgの場合）**
> オプソ10 mgを単シロップと水で50 mLに希釈（モルヒネ10 mg/50 mL）
> 朝10 mL＋昼10 mL＋夕10 mL＋眠前20 mLで投与（頓服10 mL）
> 　疼痛持続するときは，朝15 mL＋昼15 mL＋夕15 mL＋眠前30 mLに増量（75 mL/日）といった形で適宜，量を変更しながらタイトレーションを行うことができる．

一方，速放製剤は服用回数が多く服薬が煩雑になりやすいというデメリットがあります．徐放薬だと1日2回服用でよく，しかもモルペスは比較的味が良いので子どもでも飲みやすいというメリットがあります．服薬コンプライアンスに難がある場合やタイトレーションを急がない場合はモルヒネ徐放製剤でタイトレーションを行うのでもよいでしょう（▶▶ 処方例2）．

> **処方例2（体重20 kgの場合）**
> モルペス細粒10 mg包（モルヒネ徐放薬）：5 mg（0.5包）を1日2回（12時間毎）
> 疼痛時：モルヒネ散2 mg（1時間で追加可）
> 　2, 3日服用して疼痛が持続する場合には，モルペス0.5包を1日3回（概ね8時間毎）に増量するなど，頓用の使用状況も参考にしながら徐放剤を数日ごとに増量していく．

頓用はモルヒネ速放製剤を用いますが，既製品（オプソ5 mg，10 mg）では投与量が多すぎる場合，モルヒネ散を用います（▶▶ 処方例2）．ただし，モルヒネ散は苦くて子どもには服用しづらいので乳糖などの賦形剤を加えるか，水とシロップに混ぜて水薬にして用いると服用しやすいことが多いでしょう．**処方例1**と同じように，オプソを希釈するのでもよいですが，水薬を調合して処方した場合，あまり長持ちしないので注意が必要です（2週間ぐらいが目安）．

錠剤（カプセル）を服用できる小児においては，モルヒネ徐放製剤を最小量（10 mg錠2回/日など）で開始することが多いと思いますが，もう少し少な目で開始したい場合は，錠剤が飲める患者でもモルヒネ細粒やモルヒネ

速放製剤の定時内服で開始してタイトレーションしながら錠剤に変更することもあります．

高度の腎障害がある場合はモルヒネの使用は控えるべきですが，多少の腎障害であれば（一般に GFR が 30 以上あれば），モルヒネを使ってはいけないわけではなく，開始量を減量して用いることも可能です．

オキシコドン

成人の緩和ケア領域では，オキシコドンは低用量でのラインアップが豊富です．そのためオピオイドの安全な導入がしやすく第一選択として好まれていることもあり，「小児にオキシコドンから始めてはいけないのですか？」と相談されることがしばしばあります．教科書的なお答えをすると「オキシコドンは小児での使用経験が乏しく，小児においてはオピオイドの第一選択として薦められていません」ということになります．

実際，幼少な小児ではオキシコドンは散剤がなく使いづらいため（脱カプセルという裏ワザはあるが），あえてオキシコドンから始めることはあまりありません．一般的には小児においてモルヒネがオキシコドンより副作用が多いために使いにくいという印象も特にありませんし，モルヒネで開始する方が何か問題が生じたときにも国際的なコンセンサスが得られている点で安心です．

一方，錠剤やカプセルが服用できて，用量的にも問題がない場合には，オキシコドンのほうが低用量での調節性に優れているため，必ずしもモルヒネにこだわらず，オキシコドンから始めることもあります．オキシコドンの方が麻薬としての心理的なハードルがモルヒネほど高くないこともオキシコドンを用いやすい理由と言えるでしょう．頓用もオキシコドンの方が低用量でのラインナップが豊富なので，管理の簡便さを考えてオキシコドンの速放製剤で開始することがあります．

軽度の腎障害時にモルヒネよりオキシコドンを優先すべきか，モルヒネを減量して用いるべきかについては明確なエビデンスがありません．実際には，使いやすい方を用いることになると思います．錠剤内服ができない小児にはモルヒネ細粒を少なめで開始，錠剤内服ができて用量的に問題なければオキ

シコドン徐放剤5mgで開始するといった感じでしょうか.

ただし,オキシコドンは代謝酵素(CYP)に関連した薬物相互作用に注意が必要です.

フェンタニル貼付薬

フェンタニル貼付薬は,血中濃度の安定に時間がかかることに加え,過量になっても皮下から吸収され続ける問題もあり,迅速なタイトレーションにはやや不向きなため,保険適応上も他のオピオイドでタイトレーションし投与量が安定してから用いることが求められています.

特に幼少な小児では体格が小さく投与量の微調整がしづらいこともありますので(フェンタニル貼付薬の最小量は経口モルヒネ換算30mg/日程度),可能な限り投与量が安定してから使用する方がいいでしょう.半面貼付やカットするという方法もありますが,安全性が確認されていませんので例外的な対応と考えてください.

一方,腎不全を認める時,内服が困難な時,難渋する便秘やサブイレウスの時などには代替薬としてオピオイド開始時からフェンタニルを用いることがあります.さらに,モルヒネやオキシコドンの徐放製剤は,がん性疼痛にしか保険適応が認められていませんが,フェンタニル貼付剤は非がんの慢性疼痛にも保険適応が認められているので,非がんの慢性疼痛に対して強オピオイド徐放製剤が必要な場合にはフェンタニル貼付薬を用います(一般的にはトラマドールなどの弱オピオイドでタイトレーションされてから用いることも多いと思います).ちなみに,小児では貼付薬が汗などで浮いてきやすいため,3日貼替えタイプより1日貼替えタイプの方が管理しやすいことがあります.

コデイン

旧版のWHOのガイドライン(1998年)では第二段階として弱オピオイドの使用が推奨されていましたが,新しいガイドラインでは推奨されていません.その理由は,コデインはプロドラッグであり,体内で代謝されてモル

ヒネになることで鎮痛効果を発揮するのですが，小児ではコデインをモルヒネに変換する代謝酵素（CYP2D6）の活性が年齢依存的で不安定なため，特に年少児ではコデインの鎮痛効果が不安定で副作用の出現にも個人差があるためです（Williamsら，2002）．そもそもモルヒネに代謝されて鎮痛効果を発揮するのであれば，同等の効果を得られる少量のモルヒネを直接服用した方が，効果が安定し副作用も少ないことが期待できるということです．

　ただ，医療用麻薬を使うことに躊躇がある場合には，麻薬処方箋が必要ないという点で利点があります．この点について，筆者自身は鎮痛目的で小児にコデインを使うことはありませんが，鎮咳目的ではモルヒネの代わりに使うことがあります．

トラマドール

　弱オピオイドに位置づけられるトラマドール内服薬は，麻薬処方箋が必要なく，非がんでの慢性疼痛での適応もあり，さらに非オピオイド性の鎮痛作用（セロトニン・ノルアドレナリン再取り込み阻害作用による下降抑制系の賦活作用）を併せ持っています．そのため神経障害性疼痛への効果も期待できることなどから，成人領域では一定の役割を発揮していますが，小児での有効性及び安全性は確立していないため第一選択として推奨されていません．一方，小児にトラマドールを効果的かつ安全に使用できたとする報告もあります（Roseら，2003）．

　トラマドールもコデイン同様にCYP2D6で代謝された代謝産物が強い鎮痛効果を発揮するプロドラッグですので，小児においては効果や副作用の程度に年齢差や個人差があると考えられますし，複数の薬を併用している場合は薬物相互作用にも注意が必要です．また，セロトニン再取り込み阻害作用に伴い，用量依存的にセロトニン症候群の症状が出現する可能性を考慮する必要があり，保険適応上の最大投与量が設定されています（最大400 mg/日）．

　ただ，麻薬処方箋が不要な点，非がんの慢性疼痛でも適応がある点，非オピオイド性の鎮痛効果を併せ持つ点においては小児でもメリットのある薬ではあります．

ブ プレノルフィン(貼付薬, 注射薬)

　ブプレノルフィンの特徴は，オピオイド受容体に対して部分アゴニストの性質を持ち，高用量ではオピオイド受容体に対して部分的に拮抗作用を有することにより天井効果があることです．そのため弱オピオイドに分類されています．ただ，一般に使用する程度のブプレノルフィン量では天井効果は出現しませんので，よほど高用量を用いない限り心配はいらないでしょう(そもそもそれほど高用量が必要なのであれば強オピオイドを用いるべきです)．また，強オピオイドとの部分拮抗作用も高用量でなければ鎮痛効果の減弱を気にする必要はないとされています．

　ただし，ブプレノルフィンは小児での有効性，安全性が明らかでなく，使用経験が乏しいことから第一選択としては薦められていません．使用する場合には注意が必要です．

　ブプレノルフィンが小児に使われやすい場面としては，病棟の救急カートに入っていることが多く，急な疼痛時に投与できる注射薬として重宝することがあると思います．強オピオイド注射薬は，麻薬処方箋を発行して薬局に取りに行くか，あらかじめ病棟の金庫に処方したオピオイドを保存しておく必要があります．そのため，手続き的に煩雑であり，迅速性に欠けるという難点があります(患者さんが急に痛みを訴えた時に，医師に麻薬処方箋を処方してもらい，薬局まで取りに行ってから投与するのでは時間と手間がかかり過ぎてしまいます)．

　ブプレノルフィン貼付剤は，麻薬処方箋が必要なく，非がんにも適応がある，内服の難しい患者においては特にメリットが期待できます．しかし一方で，投与量の経口モルヒネ換算が不明確なため，幼少な小児においては投与量設定が難しく，使用は薦められません．

ペ ンタゾシン

　ペンタゾシンは，オピオイドに比べて鎮痛効果が弱く，幻覚などの精神症状の副作用が問題となりやすいため一般的に使用は推奨されていません．また，注意しなければならないのは，オピオイド受容体に対して拮抗作用が

あることです．ペンタゾシンを他のオピオイドと併用するとオピオイドの鎮痛効果が減弱され，逆に痛みが出現してしまうことがあります．そのため，オピオイドが投与されている患者さんにはペンタゾシンを使用しないよう注意する必要があります．

　ペンタゾシンは麻薬処方箋が必要なく，救急カートの常備薬として配備されていることが多いため，病棟での鎮痛時頓用の注射薬として速やかな投与が必要な場合には使用しやすいメリットはあります．

　しかし，可能であればブプレノルフィンなどを優先し，なるべく使用しないことをお勧めします（繰り返しますが，オピオイド投与中の患者さんへの頓用での使用は禁忌です）．ちなみに，ペンタゾシンは「ペンタゾシン中毒」が話題になることがありますが，実際にペンタゾシンが他のオピオイドに比べて精神的な依存を形成しやすいのかどうかは不明です．

メサドン

　メサドンは，強オピオイドとしての鎮痛作用に加え，NMDA受容体拮抗作用に基づく非オピオイド性の鎮痛効果を併せ持ち，他のオピオイドとの交叉耐性が少なく，活性代謝産物を生じません．そのため，腎障害があっても比較的使いやすく，しかもとても安価なことから，他の強オピオイドでの疼痛コントロールが難しいときの代替薬として国際的には古くから広く用いられています．

　しかし，その一方で，半減期が長く，しかも個人差が大きいため投与量調節が難しいことや，頻度は低いものの致死的な不整脈の副作用に注意が必要なことなど，他のオピオイドとは異なる配慮が必要なため，使い慣れるまでにはある程度の経験が必要な薬です．

　わが国で推奨される投与方法は開始量が比較的少なく，しかも開始後1週間は増量を控えるように推奨されています．そのため，欧米のガイドラインと比較してタイトレーションにあまりに時間がかかり過ぎるという難点があります（例えば，イギリスでの標準的なタイトレーションの方法だと，3時間以上あけて痛みがあれば同量を追加投与していくので，速やかにタイトレーションができます）．また，注射薬がないため，内服困難になったら別

のオピオイドに変更する必要があります．

　いずれにしましても，現在のところわが国における小児でのメサドンの使用は極めて限られたものとなっています．将来的に使用経験が増えてくれば，小児においてもモルヒネなどの代替薬として広く用いられるようになるかもしれません．使用を検討したい時には緩和医療の専門家に相談することをお勧めします．

タ ペンタドール

　タペンタドールは，トラマドールを改良して作られた新しい強オピオイドです．トラマドールと類似の非オピオイド性の鎮痛効果（下降性抑制系の鎮痛作用）を併せ持ちますが，セロトニン再取り込み阻害作用が弱いためトラマドールと比べてセロトニン症候群のリスクが低く，ノルアドレナリン再取り込み阻害作用が強化されているため鎮痛効果が高まっています．タペンタドールはトラマドールと異なりプロドラッグではないため，年齢依存的な代謝酵素の影響を考慮する必要はありません．

　現在のところ高用量での臨床経験が乏しく，最大投与量は 400 mg/日と設定されています．オキシコドンに比べて便秘，悪心などの副作用が少ないとされています．腎機能障害があっても使いやすいことから，他の強オピオイドが使いにくい場合や他のオピオイドから変更する場合にも用いることが期待できます．ただし，速放製剤はありませんので他のオピオイド製剤を用いる必要があります．

　他のオピオイド同様，小児での有効性，安全性が明らかでなく，使用経験が乏しいことから第一選択としては薦められていません．

Cancer Pain Relief and Palliative Care in Children. World Health Organization, Geneva, 1998.

Rose JB, et al. Oral tramadol for the treatment of pain of 7-30 days' duration in children. Anesth Analg 2003; 96(1): 78-81

WHO guidelines on the pharmacological treatment of persisting pain in children with medical illnesses. World Health Organization, Geneva, 2012.

Williams DG, et al. Pharmacogenetics of codeine metabolism in an urban population of children and its implications for analgesic reliability. Br J Anaesth 2002; 89: 839-845

子どもの痛みを和らげる
14 オピオイドのタイトレーション

　オピオイドによる疼痛コントロールにおいて，痛みの程度に見合った適切な投与量を設定することは重要な基本原則の1つであると同時に，他の薬剤の投与方法と大きく異なる特徴でもあるといえます．一般的に薬剤には標準投与量が決められていますが，強オピオイドにはありません．実際，オピオイドの必要量は，痛みの程度や患者さんによって何十倍という大きな差があります．

　一方，オピオイドは投与量があまりに過量だと**呼吸抑制**という生命に関わる副作用が生じる可能性がありますし，患者さんによっては眠気や悪心などの副作用が強く出る可能性がありますので，最初からあまり多い量で開始するわけにはいきません．そのために，大半の患者さんが安心して始められる開始投与量が国際的に設定されています（わが国では，**オピオイド開始量は国際標準量よりさらに少なく設定するのが一般的です**）．

タイトレーションとは

　オピオイドを開始投与量でスタートして鎮痛効果が不十分な場合には，段階的に投与量を増量していきます．これを「**タイトレーション**」といいます．タイトレーションとは「**滴定**」という意味です．昔，化学で酸に塩基を少しずつ加えていって中和させるのに必要な量を測ったりしたことがあると思いますが，あの滴定です．つまり，「オピオイドを少しずつ加えながら痛みを中和させていく」というイメージです．

●使用するオピオイドの種類●

　欧米のテキストでは，タイトレーション時に用いるオピオイドとして速放製剤の定期投与が推奨されています．それは速放製剤の方が鎮痛効果を早く

判断することができ，その分早くタイトレーションすることができるからです．徐放剤や貼付薬だと血中濃度が安定するまでに長い時間を要するため必要な量を決めるのに時間がかかってしまいます．すなわち，それだけ痛みに苦しむ期間が長くなってしまうことになります．

一方，速放製剤だと1日当たりの内服回数が多くなってしまうので服用が煩雑になるという欠点があります．また，副作用に対する慣れ(**耐性獲得**)にもある程度時間が必要な場合があります．わが国ではどちらかというと徐放剤を用いて比較的ゆっくりタイトレーションするのが一般的だと思います．

●オピオイド増量の時間間隔●

このように，オピオイドを増量していく時間間隔は薬の血中濃度が安定するのにどれぐらいの時間がかかるのかによって変わってきます．

教科書的には経口モルヒネ速放製剤では48時間毎のタイトレーションが推奨されています（急ぐ場合は，24時間以内に増量することもあります）．徐放剤だともう少し時間がかかりますので概ね2-3日ごとに鎮痛効果を判定しています（外来だと，よっぽど痛い場合を除いて1週間間隔でタイトレーションすることも多いです）．

モルヒネ持続注射だと6時間も経れば効果を判定できますので，迅速なタイトレーションが必要な場合にはPCAを併用しながら注射薬を用いて行うようにしています．迅速なタイトレーションの仕方に慣れてくればPCAの効果などを見ながらもっとスピーディにタイトレーションすることもできますが，まずは無難に最低6時間ぐらい間隔をあけてタイトレーションしていくのがいいのではないでしょうか．

●オピオイド投与量（増量幅）●

増量幅については，定期投与量から30-50％程度増量するのが一般的です．ただ，前日24時間の頓用使用量の合計がそれ以上になり，しかも副作用が問題ない場合には，前日に用いた頓用使用量と同量を上乗せすることもあります（その際も，新たな持続投与量は元の持続投与量の倍量を越さないようにはしています）．

このあたりの増量の仕方に関するエビデンスは乏しく，あくまでも経験と

コンセンサスに基づいて行っているのが現状です．一旦，タイトレーションによって鎮痛が得られたとしても，疼痛は時間と共に変化しますし，場合によってはオピオイドへの耐性が出現することもありますので，至適投与量もそれに伴って変わってきます．オピオイドの投与量については継続的な再評価が欠かせません．

　また，増量しても上乗せ効果が乏しいようであれば，あるいは頓用による鎮痛効果が乏しいようであれば，タイトレーションにこだわることなく，他のアプローチも考えます．

タイトレーションを行う際の心得

　オピオイドのタイトレーションを行うにあたって心得ておくこととして，タイトレーションの必要性や意味をあらかじめ患者さんや家族に十分説明しておくことが大切です．

　タイトレーションというオピオイドの特殊性を理解していない状況でオピオイドの量がどんどん増量されていくのを目の当たりにすると，「麻薬をそんなに増やして大丈夫なのか」，「麻薬中毒になるのではないか」といった不安が強くなることがあります．

　結果として，痛みがあるにもかかわらず「増量しなくても大丈夫です」と痛みを我慢しながら過ごすことにもなりかねません．

子どもの痛みを和らげる

オピオイドの副作用

　オピオイドの副作用に適切に対処できないと，服薬の拒否やタイトレーションへの躊躇にもつながり，結果として疼痛コントロールがうまくいかないことになりかねません．オピオイドの使用に当たっては，副作用についてあらかじめ適切に説明しておくとともに，生じた副作用に対して適切に対処することが疼痛コントロールを成功させる上でとても重要になります．
　ここではオピオイドの副作用として特に問題となりやすいものについて対処方法を説明します．

便秘

　便秘はとても頻度の高い副作用であり，しかも苦痛が少なくありませんので，予防的な下剤の服用が薦められます．下剤は，①マグネシウム製剤やラクツロースなどの浸透圧性下剤（浸透圧を利用して便を軟らかくする），あるいは②センノシドやピコスルファートなどの大腸刺激性下剤（大腸の動きを高めて排便を促す）を用います．頑固な便秘には両者を併用するのがいいでしょう．ナロキソンの内服を併用することで便秘の軽減が図れるという報告（Tofil ら，2006）もありますが，対処方法として煩雑ですし鎮痛効果が減弱する恐れもありますので筆者は試したことがありません．
　下剤による便秘のコントロールが難しい場合には，フェンタニル，タペンタドール，ブプレノルフィンなど便秘の頻度が比較的低いとされるオピオイドに変更することで軽減を図ることも考慮します．

悪心・嘔吐

　小児においては成人に比べて悪心・嘔吐の頻度は比較的稀ですので，一般

的には必ずしもオピオイド開始に伴って予防的に制吐薬を投与する必要はありません．疼痛管理が始まったとたん，オピオイド，下剤，制吐薬，頓用のオピオイド，非オピオイド鎮痛薬，潰瘍予防の胃薬，と多量の薬を服用するのは大変です．必要なければ，いたずらに薬が増えないように配慮することも大切だと思います．もちろん，以前にオピオイドによる悪心の既往がある場合や，すでに悪心がある場合などは制吐薬を用いる方が望ましいでしょう．

制吐薬としては，車の酔い止め薬としても小児で使い慣れているジフェンヒドラミンは比較的副作用も少ないので使いやすいと思います．他にはプリンペランやセレネースは注射でも使えるのでよく用いられます．

例えば，オピオイドを持続皮下注射する場合は，セレネースを一緒に混注すると投与が簡便で有効性も高いことが多いです（逆に混注すると各々の薬の量を独立して調整することは難しくなりますが）．悪心が強い場合にはオランザピンや少量のレボメプロマジンも効果が期待できますが，鎮静作用が目立つ場合があることと小児での経験が乏しいため使用には注意が必要です．

眠気

オピオイドを開始，あるいは増量した際に眠気が出現することはよくあります．眠気が目立つと服用を続けることが不安になる人も少なくありません．オピオイドを開始する時には一般的に，「眠気が出現しうること」，「眠気は日ごとに軽減すること」，「眠気は数日以内に問題なくなること」を必ず伝えておいた方がいいでしょう．痛みできちんと眠れていなかった人にとっては，まずは眠れる時間を確保することが大切なので，数日程度はしっかり体を休めるためにも少々の眠気はむしろ好ましい作用のこともあります．

もし眠気が持続するような場合は，オピオイドが過量になっている可能性を検討し，減量が可能であれば減量を考慮します．加えて，腎障害，肝障害の増悪によってオピオイドや活性代謝産物が蓄積しているのではないかを検討するとともに，他の薬剤（例えば制吐薬）による眠気の可能性も確認しましょう．

また，何らかの理由で夜間不眠があり，それが日中の眠気に繋がっていないか確認することも大切です（▶▶22．不眠の項）．疼痛コントロールが不

十分でオピオイドの減量が難しい場合は，オピオイドの変更を検討します（▶▶17．オピオイドの変更の項）．

不穏

成人ではモルヒネが過量になると眠気を生じることが多いのですが，小児（特に年少な児）では，眠気よりも不穏や不機嫌が目立つことが少なくありません．

年少な小児では代謝酵素の発達の影響からモルヒネの代謝産物としてM6GよりもM3Gが優位になりやすいとされており，このM3Gの副作用として不穏や易刺激性が生じやすいと考えられています．対応は眠気と同じようにします．せん妄が目立つ場合はハロペリドールなどの抗精神病薬を用いることもあります．

掻痒

モルヒネ投与中に掻痒（そうよう）が出現することは成人では稀ですが小児ではしばしば経験します．特に鼻周囲に出現することが多いのが特徴です．オキシコドンはヒスタミン遊離作用がないこともあり，モルヒネと比較して痒みなどの副作用が生じにくいと考えられていますので，モルヒネで痒みが問題になる場合にはオキシコドンに変更することもあります．フェンタニルでもいいと思います．筆者も抗ヒスタミン薬を一応試してみることがありますが，あまり奏功しない印象です．

ミオクローヌス

比較的高用量のオピオイドを使用しているとミオクローヌスを生じることがあります．成人より小児の方が多い印象です．軽度であれば特に対処が不要なこともありますが，苦痛や不便があるようならベンゾジアゼピン（例：クロナゼパム内服，持続皮下注射内に少量のミダゾラムを混注）などを用います．コントロールが難しい場合，オピオイドの変更を考慮します．

尿閉

　オピオイド投与中の尿閉も成人と比べ，小児の方がよく経験する印象です．症状が軽い場合は自然軽快を期待しますが，症状が重い場合はオピオイドの変更，導尿，コリン作動薬（膀胱の収縮を促す）の投与を考慮します．

 呼吸抑制

▶▶ 16. オピオイドの呼吸抑制の項

文献

Tofil NM, et al. The use of enteral naloxone to treat opioid-induced constipation in a pediatric intensive care unit. Pediatr Crit Care Med 2006; 7(3): 252-254

子どもの痛みを和らげる

オピオイドの呼吸抑制

オピオイドによる呼吸抑制とは

　オピオイドによる呼吸抑制はよく知られた副作用であり，小児医療の現場でもオピオイドの使用を躊躇する大きな理由の1つであろうと思います．ここではまず，オピオイドの呼吸抑制とはどのようなものかについて押さえていただこうと思います．

　「疼みはオピオイドの呼吸抑制に対するアンタゴニスト（拮抗薬）である」という言葉もあるように，強い痛みがある状況においてモルヒネの呼吸抑制は生じないとされています．したがって，疼痛の程度に合わせて投与量を徐々に増量していくこと（**タイトレーション**）を心がければ，基本的に呼吸抑制を生じることはありません．

　また，銘記しておく必要があるのは，**覚醒した状態で呼吸抑制を生じることはない**ということです．なぜなら，オピオイドによる呼吸抑制は用量依存的で，オピオイドが過量になってくると，呼吸抑制より先にまずは眠気が生じてくるからです．眠気のある状態から，さらにオピオイドを増量すると次第に呼び掛けや刺激に対して覚醒しない意識レベルになります．このぐらいの昏睡状態になるとだんだん呼吸数が少なくなる可能性が高くなってきます．こうして**呼吸数が過度に少なくなった状態が呼吸抑制**です．

　したがって，オピオイド投与中の患者においては定期的に意識レベルと呼吸数の確認をすることが重要です．正常呼吸数の下限は年齢によって異なりますし，睡眠時などに生理的に呼吸数が少なくなる患者さんもいますので一概に基準を設けるのは難しいですが，筆者は表1の目安を設けています．

　オピオイドを増量していないのに，呼吸抑制が生じうるとすれば，オピオイドの持続投与が痛みに対して相対的に過量になる状況が急速に生じていることを考慮します．たとえば，腎不全が進行してモルヒネおよび**活性代謝物**

表1 呼吸数のルーチン・チェックの年齢別基準

年齢	<1歳	1-5歳	6-12歳	>12歳
呼吸数	<30	<25	<15	<10

(M6G) が急速に蓄積した場合や手術などによって疼痛が消失しているにもかかわらず高容量のモルヒネが投与され続ける場合などは注意が必要です.

呼吸数が正常であれば，まして多呼吸であれば，もし患者さんが低酸素状態であったとしても，それはオピオイドによる呼吸抑制ではありません．つまり，別の呼吸障害が原因で低酸素状態になっているということです．

呼吸抑制時の対応

呼吸抑制が出現している場合には，ナロキソンを投与すると即座に効果がありますが，作用時間が短いため，効果が切れてくると再び呼吸抑制を生じる可能性があることを銘記しておく必要があります．オピオイドの効果が減弱するまで繰り返しナロキソンの投与が必要なこともあり得ます．

一方で，ナロキソンを投与すると鎮痛作用も消失すること，さらにオピオイドの退薬症状が出現することがありますので，呼吸抑制のような生命に関わるような重大な副作用ではない副作用に対して安易にナロキソンを使用することは控えなくてはいけません．

Naloxone（ナロキソン）
 ボーラス（bolus）投与：0.004 mg/kg/dose 投与（2分毎に繰り返し），0.1 mg/kg（max 2 mg）まで
 インフュージョン（infusion）投与：0.005-0.02 mg/kg/hr

子どもの痛みを和らげる

オピオイドの変更

オピオイドを変更するのはなぜ？

　オピオイドの変更を考慮する主な理由としては，①オピオイドの副作用（特に眠気，せん妄）が看過できない場合，②投与ルートの変更が望ましい場合の2つが挙げられます．あとは，③痛みの性質が変化したり（神経障害性疼痛の出現など），呼吸困難が出現したりするなど**他のオピオイドの方がメリットを期待できる場合**，④使用中のオピオイドでは**増量効果が得づらいと判断された場合**などに変更を考えることがあるかもしれません．

　なお，オピオイドを変更するにあたっては各オピオイド間の等価換算量を把握しておく必要があります．一般的には経口モルヒネ換算に基づいて計算します．

表1　オピオイドの経口モルヒネ換算 OME の例
　　（Oral Morphine Equivalent）

オピオイド	経口モルヒネ＝1 に対する力価
モルヒネ（経口）	1
モルヒネ（注射）	2
フェンタニル（貼付薬）	100
オキシコドン（経口）	1.5
オキシコドン（注射）	2
コデイン（経口）	0.1
トラマドール（経口）	0.2
ブプレノルフィン（貼付薬）	100

＊ただし OME には諸説あり，あくまでも目安に過ぎない．
（PCF5 より改変）

●オピオイドの副作用が看過できない場合●

　一般にオピオイドの副作用が問題となる場合はオピオイドの減量を考える

わけですが，疼痛コントロールが不十分な状態だと簡単に減量するわけにもいきません．その場合，まずはオピオイドの副作用への対策を考えます（▶▶15．オピオイドの副作用の項）．副作用への対応では解決しない場合にオピオイドの変更を考慮します．

オピオイドの変更によって副作用の軽減が期待できる理由は，オピオイドの種類によって副作用の出方が異なるということもありますが，各オピオイド間の交叉耐性が不完全なため，オピオイドの投与量を減らすことが期待できるからでもあります．

逆にいうと，経口モルヒネ換算で等価量に変更すると，効果（副作用も含めて）が強く出ることになり，鎮痛効果が高まる半面，ただでさえ副作用で困っている患者さんの副作用をさらに強めてしまう恐れがあります．そのため，オピオイドを変更するにあたっては経口モルヒネ換算で，等価よりも少なめ（7-8割程度）に設定することが推奨されています．

一方，等価より少なめに変更すると，疼痛が変更前より強まる可能性もあり，投与量の調整を改めて行わなければなりません．しかも，変更したからといって副作用が軽減するとは限りません．このように，疼痛コントロールが不安定になる恐れもありますので，安易にオピオイドを変更することは避け，なるべく副作用への対策を優先することが勧められています．

●投与ルートの変更が望ましい場合●

オピオイド徐放薬の内服が難しくなったために注射薬や貼付薬に変更することは少なくありません．主な理由としては，腸閉塞などで嘔吐が頻回な場合，抗がん剤の副作用による口内炎が激しい場合，病状が進行して衰弱のために嚥下が困難になってきた場合などがあります．

逆に，急速なタイトレーションが必要なため注射で開始し疼痛コントロールが安定した後に内服薬に変更する場合や，オピオイドを点滴の側管から注射で投与していたが点滴が不要になり投与ルートがなくなった場合，嘔吐や口内炎の症状が軽減した場合，などに注射から内服に変更することもあります．

他のオピオイドの方がメリットを期待できる場合

　神経障害性疼痛や呼吸困難に対してどのオピオイドが優れているのか，明らかなエビデンスはありません．ただ，例えば，フェンタニルで疼痛コントロールをしている患者さんに呼吸困難が出現してきた場合に，フェンタニルの増量では効果が乏しいけれどモルヒネ即効製剤のレスキューだと少量で効果を得ることを経験したりします．神経障害性疼痛についても同様の経験をします．

　このように神経障害性疼痛や呼吸困難に対してあるオピオイドで効果が得にくい場合には，レスキューの効果なども参考にして他のオピオイドに変更することを考慮してもいいかもしれません（個人的にはフェンタニルから，モルヒネやオキシコドンへの変更が比較的多い印象です）．

オピオイドに耐性を獲得して（？）増量効果が得づらいと判断された場合

　オピオイドを増量しても疼痛緩和が改善しない場合，そもそもオピオイドの効果がそれ以上期待できないのか，そのオピオイドに対して耐性を生じているのか，判断は難しいです．しかし，臨床的にはフェンタニルだと増量しても疼痛緩和の改善が乏しい場合に，他のオピオイドに変更すると，より少量で疼痛コントロールが可能になることをしばしば経験します．

　このことからフェンタニルは他のオピオイドに比べて耐性が生じやすいのではないかと一般に考えられています（エビデンスとして明確には示されていませんが）．疼痛コントロールが不良な場合，オピオイドをやみくもに増量するだけでなく，増量による上乗せ効果を適切に評価する必要があります．

Twycross R, et al. Palliative Care Formulary 5th edition (PCF5), Palliativedrugs.com Ltd, Nottingham, UK, 2014

18 子どもの痛みを和らげる

PCAの管理

PCAの設定の仕方

まずは，PCA（Patient controlled analgesia）の設定調整ついて一般的な方法を述べます．オピオイド・ナイーブ（オピオイドを投与されていない）の患者の場合，モルヒネ注射の初期投与量をベースの持続投与量とします．初期投与量は年齢，体重，痛みの程度，全身状態などによって異なりますが新生児以外は概ね**表1**ぐらいで始めるのが無難ではないでしょうか．

ドーズ量の初期設定について明確な基準はありませんし，痛みの原因によっても異なりますが，ある程度血中濃度を上げる必要があるので，ドーズ量をベースの持続投与量と独立して設定できる機械の場合，筆者は2時間量程度で開始して，効果を見ながら増減するようにしています．

日ごろは痛みが落ち着いているものの，体動時の骨痛や食事時の口内炎の痛みなど決まった条件のもとで激しく痛む場合は，ベースを少なめにして（場合によってはゼロ），ドーズ量のみをしっかり効かす設定とします．その方が総投与量も少なくて済みますので，副作用が少なくて使いやすい場合もあります．ドーズ量が1時間量で固定されているタイプの機種においては，1時間量での効果が乏しい場合，2-3時間量を早送りで投与できるように指示をしておきます．

ただし，フェンタニル注射は半減期が短いので，初期ドーズ量は1時間量が無難でしょう．1時間量で設定しても血中濃度が倍ぐらいになる可能性があります．3時間量を早送りすると血中濃度が上がりすぎる可能性がありますので慎重に行ってください．また，モルヒネでは呼吸抑制の出現に先んじて傾眠，昏睡などの副作用が出現しやすいので過量投与によって呼吸抑制に至ることは稀です．しかし，フェンタニルは傾眠などの副作用があまり現れることなく，呼吸抑制の閾値に達することがあるとされていますので注意

が必要です．

● PCA の適応 ●

およそ 7-8 歳以上で PCA の手法が理解できる小児（およそ 7-8 歳以上．それ以下の年齢では Nurse Controlled Analgesia あるいは Parent Controlled Analgesia で対応する）．

- 一般的な疼痛管理では効果が得られず，迅速なタイトレーションが必要
- 内服薬が服用できない
- ひどい口内炎

● 投与方法 ●

PCA の設定は用いる機種によって異なります（バルーン・タイプ，シリンジポンプ・タイプ，レガシー・ポンプなどがある）．ここでは，持続投与量，ドーズ量，ロックアウトタイムを独立して設定できる CADD レガシー・ポンプを想定して述べることとします．

PCA で用いる薬剤は基本的に強オピオイド注射薬です．

表1 モルヒネによる PCA プログラムの一例

持続投与量：塩酸モルヒネ（注）0.2-0.3 mg/kg/日で開始してタイトレーション
ドーズ量（ボーラス量）：2 時間量から開始して効果と副作用を見ながら調整（フェンタニルの場合，1 時間量）
ロックアウトタイム（不応期）：静注 15 分，皮下注 30 分

- ドーズ量を投与して疼痛緩和が十分でない場合には，30-100% 程度増量する．
- 持続的な疼痛を認める場合には，持続投与量を 30-50% 増量する（あるいは 1 日の総ドーズ量を 1 日持続投与量に上乗せする．増量後の血中濃度の安定には 4-6 時間程度かかる）．

● PCA の副作用チェック ●

PCA による副作用の確認を含めて，筆者が用いている「PCA 管理表」を表 2 に示します．

表2 PCA管理表の一例

		:	:	:	:	:	:
疼痛	投与速度 ドーズ量 有効回数 ドーズ回数 ペインスコア MAX MIN						
バイタル	徐脈 呼吸数低下 SpO$_2$ < 90% 低血圧	N Y N Y N Y N Y	N Y N Y N Y N Y	N Y N Y N Y N Y	N Y N Y N Y N Y	N Y N Y N Y N Y	N Y N Y N Y N Y
鎮静	鎮静スコア						
嘔気/嘔吐	嘔気嘔吐の有無	N Y	N Y	N Y	N Y	N Y	N Y
尿閉	排尿の有無	Y N	Y N	Y N	Y N	Y N	Y N
かゆみ		N Y	N Y	N Y	N Y	N Y	N Y
記録者							

徐脈

年齢	<1歳	1-2歳	3-5歳	6-12歳	>12歳
心拍数	<110	<100	<95	<80	<60

呼吸抑制

年齢	<1歳	1-5歳	6-12歳	>12歳
呼吸数	<30	<25	<15	<10

低血圧

年齢	<1歳	1-5歳	6-12歳	>12歳
血圧	<70	<80	<90	<100

鎮静スコア

A	0	1	2	3
睡眠中	自然開眼	呼びかけで開眼	刺激で開眼	刺激で開眼せず

PCAの頻回なドーズプッシュによって呼吸抑制が起こるのか

PCAでドーズを頻回にプッシュしてしまうと呼吸抑制が生じるのか，という心配に対してお答えします．

PCAでは原理的に，ドーズのボタンを自分自身でプッシュすることは覚醒していなければ不可能です（医療者や親がプッシュすることはもちろん可能ですが）．1回プッシュすると，もし過量になればまずは眠気が生じてきます．また1回プッシュすると，不応期の設定時間を超えるまでは次のドーズが投与されることはありません．その間に眠ってしまうと次のプッシュはできませんので，それ以上過量にドーズが投与されることはありません．したがって，PCAではドーズ量と不応期の設定が適切であれば，原理的に呼吸抑制が生じることはないといえます．

PCAのドーズを頻回に使用している場合

「PCAのドーズを頻回にプッシュするのだけれども本当に痛いのだろうか．麻薬依存になっているのではないか．」という心配をよく耳にします．

患者さんがPCAのドーズを頻回に使用している場合，まずは痛みが十分に取れていないと考えて，ベースの持続投与量を増量することを考えるのが一般的です．しかし，客観的な様子とPCAの使用頻度にギャップがあったりすると，「本当に痛いのだろうか」，「精神的な薬物依存を形成しているのではないだろうか」と心配になることもあるでしょう．

興味深いのは，私の個人的な経験では，このような相談でおいて用いられているオピオイドのほとんどがフェンタニル注射である点です．ちなみに筆者の施設では，PCAの第一選択としてはモルヒネ注射を用いているためか，このような問題をほとんど経験しません．では，なぜフェンタニルではモルヒネと比べてこのような問題が起こりやすいのか考察してみました．

考察1：ドーズ投与の作用時間が短い

第一に，フェンタニルのドーズ投与は作用時間が短いこと（30-60分程度）が挙げられます（モルヒネ注射の作用時間は約3-4時間です）．そのため，

フェンタニルはドーズ投与をしても短時間で効果が切れてくるので，持続投与量が足りていないとドーズ投与を頻回に要することになります．この場合の対応としては，ベース量を増量するか，オピオイドを作用時間の長いモルヒネやオキシコドンへ変更することを考慮します．

●考察2：耐性ができやすい●

次に，フェンタニルの鎮痛効果は耐性ができやすいといわれています．つまり，同じ量で投与し続けていても時間経過と共にだんだん効果が薄れてきてしまう可能性がありますので，自ずとドーズ投与の回数が増えてくることが考えられます．この場合の対応としてはベース量を増量することですが，一方でフェンタニルは耐性を生じると増量による鎮痛効果の上乗せが乏しいこともしばしば経験します．増量しても鎮痛効果の増加が乏しい場合はモルヒネやオキシコドンへ変更するのも一案です．

●考察3：速やかに脳内に吸収される●

もう1つ想像しうる理由としては，フェンタニルは脂溶性の高い薬剤であり，モルヒネに比べて速やかにBBB（血液脳関門）を通過して脳内に吸収される特徴があります．そのため脳内で濃度が急激に上昇することにより，ドーズ投与後に効果を実感しやすい，さらにいうと心地よいと感じやすいのかもしれません（あくまでも推論ですが）．そのため，様々な苦痛に対して「ドーズを使用して楽になる」ということに頼る状態（いわゆるケミカル・コーピング）が生じやすいということも可能性として否定はできません．

●考察4：ドーズの空打ちが多い●

最後に余談ですが，ドーズの空打ち（不応期中のプッシュ）があまりに多いため，患者さんに理由を聞いてみたところ「連打したほうが速く効く気がするねん」という返答を経験したことがこれまでに複数回あります．

PCAは当然1回ボタンを押せばドーズ量が投与されるのですが，患者さんによっては1度のプッシュでは満足できず何度も連打することがあります（この特性は特に関西の方に多いようで，自動販売機のボタンやエレベーターの「閉」ボタンを連打する姿を市井でもよく目にします）．

「空打ち」が多いからといって，必ずしも鎮痛が不十分であるとは限りませんので，特に関西の方はご注意のほどを．

子どもの痛みを和らげる

19 神経障害性疼痛

神経障害性疼痛とは

　神経障害性疼痛とは,「末梢神経および中枢神経の損傷や機能障害の結果生じる疼痛伝導路の異常な活性化」(Bennet, 2006) あるいは「体性組織に分布する感覚神経に直接影響を及ぼす損傷や疾患が原因で生じる疼痛」(Treedeら, 2008) などと定義されています.

　神経障害性疼痛は, その名の通り神経障害に伴う疼痛であり, 知覚神経や運動神経の異常を伴うことが少なくありません.

　知覚の異常としては, 知覚鈍麻, 本来感じるはずのない異常な感覚(電気が走る, 灼熱感, しびれなど), アロディニア(一般に疼痛を惹起しないような刺激で痛みを感じること), 過剰疼痛(ハイパーラルジア:痛み刺激に対する疼痛感覚が増強されること)などがあります.

　知覚の異常を伴うことは, 侵害受容性疼痛にはない神経障害性疼痛の特徴

図　神経障害性疼痛の病態生理

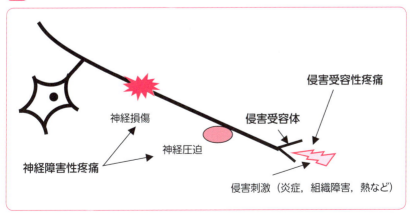

と言えます．しかし，知覚の異常がないからといって神経障害性疼痛ではないとは言い切れません．

病態

小児において神経障害性疼痛を生じる主な病態としては，小児がん関連，脊髄損傷，幻肢痛，神経変性疾患，ニューロパチー（ギラン・バレー症候群など）がありますが，神経が障害される病態なら何でも神経障害性疼痛の原因になりえます．

小児がん関連の神経障害性疼痛としては，抗がん剤（ビンクリスチン，シスプラチンなど）による神経障害，腫瘍による神経への圧迫・浸潤，脊椎腫瘍による脊髄神経根症状，骨肉腫などでの四肢切断による幻肢痛，脳腫瘍による中枢性の神経障害性疼痛，免疫低下に伴う帯状疱疹後神経痛などがあります．

対処

神経障害性疼痛に対する対処としては，まずは神経障害の原因に対する治療，がんであれば抗がん剤や放射線治療，コルチコステロイドの投与などが考慮されます．

あわせて，非薬物的なケア（リラクゼーション，リハビリテーション，認知行動療法など）も効果が期待でき国際的には広く推奨されていますが，必ずしも実施が容易でないこともあるでしょう．そしてその次に，あるいはそれらと同時に，鎮痛薬の投与，さらには鎮痛補助薬を考慮します．

神経障害性疼痛の薬物療法

小児の神経障害性疼痛に対する鎮痛薬および鎮痛補助薬による薬物療法について，エビデンスに基づく推奨はありません．特に鎮痛補助薬については，WHOのガイドラインでも小児に推奨しうる薬剤は示されていません．実際には，成人での経験に基づいて小児においても試みているのが現状です．

一般的な成人での報告や筆者の個人的な小児への使用経験からも，神経障害性疼痛に対して確実に効果がある薬物療法というものはなく，どの薬剤も効く人と効かない人がいます（むしろ十分な効果を得られない人のほうが多いといってもいいでしょう）．副作用の出方も人によって大きく異なります．もちろん，小児における標準的な治療法などは定まっていません．

　そのため，処方のさじ加減にはそれなりの経験が必要だと考えられますので，使い慣れない場合は専門家に相談していただくのが良いでしょう．

オピオイド鎮痛薬

　オピオイドは侵害受容性疼痛と比べ神経障害性疼痛には効きにくいとされていますが，それでも他の鎮痛薬，鎮痛補助薬と比べ同等以上に鎮痛効果の高い薬剤といえます．Cochran Database (Eisenbergら，2006) によるとオピオイドが1人の神経障害性疼痛による痛みに効果を上げるために要する患者数 (number needed to treat: NNT) は 2.5，システマティック・レビュー (Finnerupら，2015) では NNT＝4.3 となっています (Finnerupら，2015)．

　ただし，許容しづらい副作用や精神依存の問題などもありますので，特に強オピオイドは慎重に用いることが推奨されています．その際，神経障害性疼痛に対するオピオイドの用い方は，原疾患が「がん」であるのか否かによっても異なってきます．

がんに起因する場合

　がんに直接起因する神経障害性疼痛の場合は，日ごろからオピオイドを使い慣れているということもありますが，①長期投与や薬物依存に対する心配が少ないこと，②神経障害性疼痛と侵害受容性疼痛を併せ持つ場合が多いことに加え，③保険適応上認可されているオピオイドの選択肢がたくさんあることもあり，強オピオイドを第一選択として使うことが多いと思います．オピオイドで取り切れない痛みに対して鎮痛補助薬を加えるという戦略が一般的ではないでしょうか．

非がんに起因する場合

　一方，非がんの神経障害性疼痛においてもオピオイドの有効性は高いのですが，長期使用による薬物依存の問題が指摘されていることもあり，がん疼痛に比べると，非がんの慢性疼痛としての神経障害性疼痛に対する強オピオイドの使用は極力控えられている現状があります．特に，がん疼痛では積極的に速効製剤のレスキューを使用することが勧められていますが，非がんの慢性疼痛では原則的に勧められていません．

　小児の慢性疼痛においてオピオイドの長期服用による薬物依存がどのぐらい問題になりうるのか実態は定かではありませんが，性腺機能障害などの副作用も含めて長期服用の安全性が不明なこともあり，小児への長期的な強オピオイドの使用については慎重であるべきでしょう．

　また，保険適応上，がん以外の疾患では使える強オピオイドが限られていて，徐放製剤ではフェンタニル貼付薬，速効製剤ではモルヒネ（錠・散）しか使えないという制約があります．神経障害性疼痛に対するフェンタニルの有効性はモルヒネやオキシコドンに比べて報告が乏しく同等の効果が期待できるのか明らかではありませんが，経験上は他の強オピオイドに比べて効果は限定的な印象があります．

(1) トラマドール

　弱オピオイドであるトラマドールは，オピオイドとしての鎮痛作用に加えて①非オピオイドの鎮痛作用を併せ持つこと，②他のオピオイドと比べ副作用が比較的軽度とされていること，③非がんにも適応があること，④薬物依存が比較的起こりにくいこと，そして⑤速効製剤に加えて徐放製剤も使えるようになったことなどの理由により，非がんの神経障害性疼痛に使用されるケースが増えてきています．成人では帯状疱疹後の神経障害性疼痛などで鎮痛効果が示されています（Boureau ら，2003）．

　トラマドールの小児の疼痛に対する効果や安全性は明らかではなく，ガイドライン上でも推奨されていませんが，現実的にはオピオイドの選択肢が限られていることもあり，内服が可能であれば使っています．長期服用に関する安全性が確認されていないため，なるべく短期間の服用を心がけた方がいいでしょう．

(2) ブプレノルフィン

　ブプレノルフィンはオピオイドとして強オピオイドと同様の鎮痛効果が期待でき，しかも呼吸抑制のリスクが低いため安全に使用しやすい鎮痛薬です．ただ，剤型としては注射薬，座薬，貼付薬があるものの，いずれも非がんの神経障害性疼痛に対する保険適応はありません．神経障害性疼痛に対するブプレノルフィンの効果はある程度期待できると思いますが，その評価は定まっていません．むろん，小児の神経障害性疼痛における有効性は不明です．

● NSAIDs・アセトアミノフェン ●

　NSAIDsの神経障害性疼痛に対する効果についてはエビデンスが乏しく，経験的にも効果を実感することは少ないため，複合的な疼痛の場合以外は積極的には用いていません．アセトアミノフェンも同様です．頓用で使ってみて効果があるようなら定期内服を考慮するというのが一般的でしょうか．

抗けいれん薬

　抗けいれん薬は抗うつ薬と並んで神経障害性疼痛に対する薬物療法の第一選択薬として広く用いられています．かつては，カルバマゼピンやバルプロ酸がよく用いられていましたが，血中濃度の測定など安全性の管理が煩雑なこともあり，現在は第一選択としては推奨されていません．近年はガバペンチン誘導体（ガバペンチンやプレガバリン）が有効性も高く比較的安全に用いやすいため，抗けいれん薬での第一選択として広く用いられています．

● 抗けいれん薬の作用機序 ●

　作用機序はグルタミン酸系の神経興奮を抑えることなどが考えられています．使用開始後，半日程度で効果を実感する患者さんもいますが，一般的には効果判定に数日程度を要しますので，一般の鎮痛薬のような速効性は期待できません（頓用としての使用は不向きです）．

　ガバペンチンとプレガバリンはよく似た薬ではありますが，全く同じように作用するわけではなく，プレガバリンで効果が十分でなかった患者さんがガバペンチンで効果を得られる場合，またその逆の場合もあります．ガバペ

ンチンとプレガバリンのどちらを優先して用いるべきか直接比較した研究は なく医学的には定まっていませんが，神経障害性疼痛に保険適応があるのは プレガバリン，小児での使用経験が豊富（けいれんに対して）で価格が安い のはガバペンチンです．

(1) プレガバリン

　末梢性神経障害性疼痛での使用が保険で認められているため，成人では神 経障害性疼痛の鎮痛補助薬の第一選択薬として用いられることが多い薬です． 成人での報告ではNNT＝7.7となっています（Finnerupら，2015）．鎮 痛効果に加えて不安の改善も期待できるため，疼痛による不安，不眠がある 場合には用いやすいといえます．副作用として多いのは，眠気とふらつき， それからときどき浮腫です．

　筆者は経験的に，およそ1 mg/kgを1日1回眠前投与で開始して，効果 と副作用を確認しながら1日2回に増やし，数日ごとに増量していきます （だいたい3 mg/kg/回あるいは150 mg/回までで，それ以上の増量はあ まりしません）．カプセルが内服できない小児の場合は脱カプセルで対応し ています．

(2) ガバペンチン

　小児ではガバペンチンはけいれん治療の薬として使用経験が豊富なので， 比較的使用しやすい薬といえるでしょう．ただし，神経障害性疼痛には保険 適応がありません．およそ2 mg/kgを1日3回投与で開始して，疼痛が強 い場合は効果と副作用を見ながら2-3日ごとに増量していきます．副作用 として多いのはプレガバリンと同じく眠気とふらつきです．成人での報告で はNNT＝7.2となっています（Finnerupら，2015）．

抗うつ薬

三環系抗うつ薬

　三環系抗うつ薬は古くから鎮痛補助薬として用いられており，他の抗うつ 薬と比較して神経障害性疼痛における効果が最も研究されている抗うつ薬で す．神経障害性疼痛に対するNNTは3.6人とされており（Finnerupら， 2015），鎮痛補助薬としては比較的高い有効性が期待できますが，効果の出

現には数日から2週間程度かかることが多いので速効性はあまり期待できません.

アミトリプチリンは,セロトニンとノルアドレナリンの再取り込みを阻害し,下降抑制系を賦活することで鎮痛効果を発揮します.さらに,NMDA受容体の拮抗作用や脳幹部でのオピオイドとの相乗効果の可能性も指摘されています.1日1回服用で効果を得られる点はメリットといえます(0.1-0.2 mg/kgぐらいから眠前投与を開始し,適宜増量します).

ただし,アミトリプチリンは抗コリン作用による副作用(口渇,便秘,尿閉,眠気など)を比較的高率に生じます.眠気は,痛くて眠れない時など,場合によってはむしろ望ましい効果として作用することもあります.また,多くの場合,時間と共に副作用は軽減してきます.ノルトリプチリンはノルアドレナリンの取り込みをより選択的に阻害するため,アミトリプチリンよりも副作用が少ないといわれていますが,アミトリプチリンと比較した鎮痛効果の優劣については定まっていません.抗コリン作用による副作用のために三環系抗うつ薬が使いづらい場合は他の鎮痛補助薬に変更を考慮します.

●デュロキセチン●

三環系抗うつ薬以外の抗うつ薬として,成人ではデュロキセチンが推奨されています.デュロキセチンは,セロトニン・ノルアドレナリン再取り込み阻害薬(SNRI)の1つで,神経障害性疼痛に対するNNTは6.4人とされています(Finnerupら,2015).糖尿病性の神経障害性疼痛(Raskinら,2006)や化学療法に伴う神経障害性疼痛などにおいて有効性が報告されています.興味深いのは,同じ抗がん剤でもプラチナ製剤では効果を示したものの,ドセタキセルでは効果を認めなかったことです(Smithら,2013).抗がん剤によって神経障害の機序や程度が異なるのかもしれません.ただ,いずれにせよ,デュロキセチンの小児での効果および安全性については使用経験が乏しく,よくわかっていないのが実情です.

個人的な処方戦略として,小児の神経障害性疼痛に対する鎮痛補助薬として抗うつ薬を用いる場合,まずはアミトリプチリンを試みます.アミトリプチリンが副作用のために使いづらい場合には,デュロキセチンかノルトリプ

チリン，不眠があればミルタザピンを考慮しますが，実際には小児で使用した経験はあまりありません．今後の評価が必要です．

ケタミン

　ケタミンは主に NMDA 受容体の拮抗作用によって鎮痛効果を発揮しますが，それ以外の作用機序もいろいろとあるようです．ケタミンは麻酔量よりも低用量で鎮痛が期待でき，神経障害性疼痛にも国際的に広く用いられています．

　特に，ケタミンは他の鎮痛補助薬（抗けいれん薬や抗うつ薬）に比べて，速効性を期待する場合に用いることがあります．数日間だけケタミンを比較的高用量で持続投与した後に中止し，その後も 1 ヵ月以上鎮痛効果が期待できるとされる手法（バースト・ケタミン）も，長期間の持続投与を必要としないこともあり，広く用いられています．

　また，ケタミンはワンショットだと 1 時間以内に効果が切れてきますが，肝臓で代謝を受けてノルケタミンになると，より強い鎮痛効果を発揮し，しかも作用時間がとても長くなる（約 12 時間）という特徴があります．この作用を利用して，より長期的な投与が必要な場合，ケタミン注射薬を内服で 1 日 3-4 回服用することで鎮痛を図ることもできます（もちろん適応外の使用法です）．ただし，味はかなり苦いですのでシロップなどで味付けをする必要があります．

　小児では処置時の疼痛などにケタミンはしばしば用いられています（特に循環呼吸抑制が生じないことは処置時の疼痛緩和において重宝されます）．ただ，小児の神経障害性疼痛に対する鎮痛補助薬としてのケタミンの評価は定まっていません．成人でも，オピオイド投与中の患者への上乗せ効果に有意差が示されなかったという報告（Hardy ら，2012）もあり，評価は分かれています．筆者自身は，適応を選んでうまく使えば，オピオイドでの疼痛コントロールが難しい神経障害性疼痛の患者さんの疼痛改善やオピオイドの減量（つまり副作用を減らすこと）に貢献しうると感じています．

　小児への投与方法は一般的に 0.05 mg/kg/hr ぐらいで開始して，効果と副作用を確認しながら半日ぐらいの間隔で増量していきます．副作用として

は生々しい夢を見ることが多いのが特徴です．悪心，眠気も時々経験します．麻酔薬でありながら，呼吸，循環を抑制しないという特徴を持っていますが，逆に高血圧や脳圧亢進には注意が必要とされています．

ちなみに，ケタミンはオピオイドではないですが麻薬処方箋が必要ですので，銘記しておいてください．

Na チャンネル拮抗薬

Na チャンネル拮抗薬（リドカイン，メキシレチン）は成人領域では神経障害性疼痛に用いられることがありますが，小児での経験は乏しく効果や安全性は明らかではありません．報告としては神経芽腫での抗 GD2 抗体療法に伴う痛みに対して Na チャンネル拮抗薬（リドカイン 1 mg/kg/hr）を 5 例に用いて有効であった事例（Wallace ら，1997）などがありますが，筆者自身は小児の神経障害性疼痛に Na チャンネル拮抗薬を用いた経験はありません．

ベンゾジアゼピン

疼痛が不安や不眠につながる場合（あるいはその逆）にはベンゾジアゼピンを用いることがあります．クロナゼパムは鎮痛効果を併せ持つため，特に痛みで夜間の不眠がある時には効果を発揮することがあります．

コルチコステロイド

神経障害性疼痛一般に対してコルチコステロイドを用いることは推奨されていません．ただ，腫瘍周囲の浮腫が神経を圧迫して生じる神経障害性疼痛に対しては鎮痛効果が期待できる場合があります．

小児では 4-5 日間投与（例えばデキサメサゾン 0.1-0.2 mg/kg を 1 日 1 回朝に投与）して中止するのが副作用を最小限に抑える上で推奨される投与方法になっています．コルチコステロイドは不眠の原因になりやすいので午後からの投与を控えることをお勧めします．

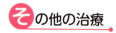その他の治療

　放射線治療や神経ブロックは常に適応を考えておく必要があります．適応などについては専門家と相談ください．

　最後に，繰り返しになりますが，小児の神経障害性疼痛にエビデンスに基づいて推奨される鎮痛補助薬はありません．しかもここで紹介した鎮痛補助薬は神経障害性疼痛に保険適応のない薬剤が大半です（がんの神経障害性疼痛に適応があるのはプレガバリンのみです）．
　ご使用になられる際はくれぐれもその点をご考慮いただきますよう重ねてお願いいたします．

Bennet MI. Neuropathic Pain. Oxford Pain Management Library. Ed. Bennet MI. Oxford University Press. Oxford. 2006.

Boureau F, et al. Tramadol in post-herpetic neuralgia: A randomized, double-blind, controlled trial. Pain 2003; 104: 323-331

Eisenberg E, et al. Opioids for neuropathic pain. Cochrane Database Syst Rev 2006

Fennerup NB, et al. Algorithm for neuropathic pain treatment: an evidence based proposal. Pain 2005; 118: 289-305

Finnerup NB, et al. Pharmacotherapy for neuropathic pain in adults: a systematic review and meta-analysis. Lancet Neurol 2015; 14: 162-173

Hardy J, et al. Randomized, double-blind, placebo-controlled study to assess the efficacy and toxicity of subcutaneous ketamine in the management of cancer pain. J Clin Oncol 2012; 30: 3611-3617

Hempenstall K, et al. Analgesic therapy in postherpetic neuralgia: a quantitative systematic review. PLoS Med 2005; 2(7): e164

Raskin J, et al. Duroxetine versus routine care in the long-term management of diabetic peripheral neuropathic pain. J Palliat Med 2006; 9: 29-40

Saarto T, et al. Antidepressants for neuropathic pain. Cochrane Database Syst Rev 2007

Smith EM, et al. Effect of duroxetine on pain, function and quality of life among patients with chemotherapy-induced painful peripheral neuropathy. JAMA 2013; 309: 1359-1367

Treede RD, et al. Neuropathic pain: redefinition and a grading system for clini-

cal and research purpose. Neurology 2008; 70: 1630-1635
Wallace MS, et al. Intravenous lidocaine: effects on controlling pain after anti-GD2 antibody therapy in children with neuroblastoma-a report of a series. Anesth Analg 1997; 85(4): 794-796
Wiffen PJ, et al. Gabapentin for acute and chronic pain. Cochrane Database Syst Rev 2005

子どもの苦痛を和らげる

20 呼吸困難への対処

呼吸困難の病態生理

「呼吸困難」とは呼吸の不快な感覚のことであり，端的にいうと「息が苦しい」という主観的な症状です．あくまでも主観ですので，呼吸不全（低酸素血症）を伴うとは限らず，客観的な所見と一致しないこともあります．急な呼吸困難は基本的に緊急事態と捉え，迅速に症状緩和の治療・処置を行うと同時に，呼吸困難の原因検索を行う必要があります．

呼吸困難を生じる原因として，小児がんでは腫瘍による気道の狭窄，悪液質に伴う呼吸筋の衰弱，上大静脈症候群，胸水貯留，がん性リンパ管症，肺炎，気道分泌物貯留，咳などがあります．ちなみに，小児がん終末期の最後の1ヵ月には4割以上が呼吸困難を生じており（Goldmanら，2006），小児がん終末期のケアにおいて呼吸困難への対応は必須のスキルといえるでしょう．

デュシャンヌ型筋ジストロフィー（DMD）をはじめとする進行性の神経筋疾患では，病状が進行すると呼吸筋の筋力低下による低換気（特に夜間）に伴って，呼吸困難はもとより，睡眠不足，早朝の頭重感，頭痛，倦怠感などの症状を生じます．酸素投与が奏功しますが，次第に低換気を補うための人工呼吸管理が夜間を中心に必要になってきます．

近年は気管切開を必要としない非侵襲的な人工呼吸法も普及してきており，さらに咳を補助することによる効率的な喀痰排出も可能となっています．最終的な段階での気管切開を施行するか否かについては国際的に賛否両論あり，臨床現場でもしばしば議論になります．

呼吸困難の対処方法

モルヒネ

呼吸困難に対してモルヒネがしばしば奏功します．呼吸困難に対するモルヒネの使用方法については「21．呼吸困難に対するモルヒネの使い方」をご参照ください．

不安への対応

呼吸困難への対処として，モルヒネの投与を考慮することに加え，不安への対応も重要です．

呼吸困難は身体的な苦痛だけでなく，不安・恐怖といった心理的な苦痛も生じ，それがさらに呼吸困難を悪化させるという悪循環を生じやすいのが特徴です（痛みもそうですが）．そのため呼吸困難への対処としては，患者さんを安心させ，楽な姿勢をとらせることが大切です．また，換気して新鮮な空気を取り込んだり，団扇などで風を送ったりすることも効果的な場合があります．

不安が呼吸困難に影響している場合の薬物療法としては，ベンゾジアゼピンを用いることが検討されます．ただし，成人ではある程度エビデンスがありますが，小児において呼吸困難に対するベンゾジアゼピンの有効性に関するエビデンスは明らかではありません．また，成人領域で頻用されているベンゾジアゼピン内服薬の多くは小児の安全性が確立していないことや小児の使いやすい剤形が少ないこともあって，特に錠剤が内服できない年少の小児では使用しづらいのが現状だと思います．

そうした中でも，ジアゼパムは錠剤以外にも，シロップ，注射，座薬と剤形が豊富なため，小児でも用いやすいというメリットがあります．作用時間が長いため，繰り返し服用する必要性が少ない点ではメリットですが，連用による蓄積には注意が必要です．

注射薬ではミダゾラムが抗不安効果に優れ，作用時間が短いため蓄積の心配がありません．一方，催眠効果が強いため日中の使用には注意が必要です．また，ミダゾラムには内服薬がありません．注射薬を内服することはできますが，肝代謝を受けて不活化されますので，効果が著しく減弱・不安定にな

ることを銘記しておく必要があります．

　ジアゼパム，ミダゾラムのいずれの注射薬も静脈内投与以外に口腔内への投与（バカル投与）は，口腔粘膜から吸収され皮下注射と同等の効果が得られる上に，侵襲が少なく利用しやすい投与法です（苦味のあるのが難点ですが）．

酸素投与

　低酸素状態を伴う呼吸困難では酸素投与が有効です．一方，酸素の持続的な投与は，不快を生じることも少なくありませんし，行動やコミュニケーションの妨げにもなります．そのため，日常生活を快適に過ごすためにマスクと鼻カヌラのどちらがよいか，検討も必要です．

　酸素投与の効果が乏しくむしろ苦痛になる場合には，酸素飽和度の正常化にこだわり過ぎず，酸素投与を控える方が望ましい場合もあります．また，高炭酸ガス血症の患者さんでは酸素投与によって，呼吸のドライブが弱まり低換気に陥ることがないように注意が必要です．

コルチコステロイド

　気道閉塞，上大静脈症候群，がん性リンパ管症など腫瘍周囲の浮腫が呼吸困難に影響している場合はコルチコステロイドが呼吸困難に奏功することが期待できますが，高いエビデンスはありません．コルチコステロイドは短期投与でも不眠・夜間せん妄が生じやすいので朝に投与するようにして，なるべく夕方以降には投与しないように配慮しましょう．

　コルチコステロイドの効果は3日程度で判断できますので，効果が得られていないようなら早めに中止します．また，長期の使用は副作用が問題となりやすいので，効果が得られたとしてもなるべく短期間（概ね5日程度まで）の投与にとどめる方が望ましいでしょう．

　一旦5日ぐらいで中止してみて，症状が再度悪化してくるようなら，しばらく持続的な投与が必要なこともあります．それでも，2週間以上の持続的な効果は期待しづらいので，2週間ぐらいを目途に再度中止を検討します．コルチコステロイドは2週間程度の投与であれば漸減せず中止してもよいとされています．

文献

Goldman A, et al. Symptoms in children/young people with progressive malignant disease: United Kingdom Children's Cancer Study Group/Paediatric Oncology Nurses Forum Survey. Pediatrics 2006; 117: e1179-e1186

21 子どもの苦痛を和らげる
呼吸困難に対するモルヒネの使い方

呼吸困難に対するモルヒネの有効性

呼吸困難への対応は，原因，症状の現れ方，症状の程度などによって色々ありますが（▶▶ 20．呼吸困難への対処の項），ここでは，呼吸困難の患者さんに対して，どのようにモルヒネを用いれば安全かつ効果が期待できるのかについてお話しします．

呼吸困難に対するモルヒネの有効性については，成人がん領域ではRCTによって呼吸困難を緩和する効果が確認されており（Mazzocatoら，1999），近年では非がん患者さんの呼吸困難に対してもモルヒネが試されるようになってきています．

小児の呼吸困難に対するモルヒネの有効性に関するエビデンスは乏しいですが，臨床的には成人と同様に呼吸困難に対してモルヒネの効果が期待できます．実際に日常診療において，小児がんはもとより，神経筋疾患，心疾患などに伴う呼吸困難に対してもモルヒネを積極的に用いるようにしています．

● モルヒネの投与方法 ●

モルヒネの具体的な投与の仕方としては，「呼吸困難では鎮痛目的のよりも少量で効果を得ることが多い．そのため鎮痛目的でのモルヒネ開始量の25-50％程度の少量から始め，効果に合せて調整する」と教科書的には記載されています．その記載通り，少量から開始することが望ましいのですが，そもそもわが国のモルヒネ開始量は欧米と比べて少ないので，疼痛目的の開始量からさらに25-50％に減量して開始する必要はないかもしれません．

例えば，経口モルヒネ0.3-0.5 mg/kg/日（成人と同量で開始できる体格であれば経口モルヒネ20 mg/日）程度で開始してもかまわないでしょう（ちなみに，欧米では鎮痛目的での経口モルヒネ開始量は1.0 mg/kg/日程

度が一般的です）．

　一方，すでに悪心や眠気があるなど，モルヒネの副作用を特に配慮した方がいい場合は適宜減量してください．モルヒネを注射で投与する場合は，持続静注にせよ持続皮下注射にせよ，経口モルヒネ投与量の半量程度で開始することを忘れないようにしてください．

● モルヒネの増量 ●

　モルヒネの投与を開始して，効果はあるものの緩和が不十分な場合には，疼痛の場合と同じく，呼吸困難が緩和できるレベルまでモルヒネ増量（タイトレーション）を試すことは変わりありません．ただ，あくまでも筆者の経験としては，「十分な効果が出る量までどんどん増量していく（タイトレーション）」という手法が，疼痛と比べ，必ずしもうまくいかないことが多い印象もあります．

　つまり，効果のある人は比較的少量でも効果を感じる一方で，効かない人はどれだけ増やしても増量効果が乏しい人も少なくありませんので，副作用の出現や多量服用による負担なども考慮して増量する必要があるでしょう．増量効果が乏しければ，モルヒネだけに頼ることなく他の方法も積極的に考慮しましょう．

● モルヒネの副作用（呼吸抑制）●

　さて，「呼吸困難の患者さんに対してモルヒネを用いると，呼吸抑制が生じて呼吸不全を悪化させるのではないか，低酸素を助長するのではないか」といった疑問（懸念）についてですが，疼痛と同じく，呼吸困難の存在下ではモルヒネの副作用としての呼吸抑制を過度に恐れる必要はありません（▶▶16．オピオイドの呼吸抑制の項）．

　少なくとも，多呼吸などの呼吸努力を認めている患者さんは呼吸抑制を生じていません．モルヒネの呼吸抑制は，たとえ低酸素血症や高炭酸血症があっても呼吸のドライブが抑制されるため，呼吸数が著しく低下し，しかも穏やかに呼吸をしているのが特徴です．

モルヒネ以外のオピオイドの有効性

　最後に，モルヒネ以外のオピオイドの呼吸困難に対する効果についてですが，明らかなエビデンスはありません．ただ，日常診療においては様々な理由でモルヒネの代わりにオキシコドンを使うケースがありますが，臨床的には呼吸困難に対して効果を認めている印象を持ちます（モルヒネとの優劣はわかりませんが）．

　一方，フェンタニルの呼吸困難に対する効果は弱い印象を持っています．そのため，鎮痛目的でフェンタニルを用いている患者さんに呼吸困難が出現してきた際には，モルヒネの頓用を試してみて，効果を実感できるようなら定期薬をモルヒネ（モルヒネを使いづらい場合はオキシコドン）に変更するか，呼吸困難の頓用のみモルヒネ（あるいはオキシコドン）を用いるというイレギュラーな方法をとることもあります．

　いずれにせよ，エビデンスが明らかになるまでは，呼吸困難に用いるオピオイドとしてはモルヒネを一番信頼して用いるようにしています．

Mazzocato C, et al. The effect of morphine on dyspnea and ventilatory function in elderly patients with advanced cancer: a randomized double-blind controlled trial. Ann Oncol 1999; 10: 1511-1514

22 子どもの苦痛を和らげる

夜間の不眠

子どもの不眠

　小児では，成人でよくみられるような慢性不眠（睡眠障害）は稀ですが，様々な二次的要因が加わることで一時的な不眠に陥ることは少なくありません．不眠は，患者さん本人はもとより，共に暮らす家族にとっても QOL を大きく低下させる症状であり，速やかかつ適切な対応が求められます．

睡眠衛生の改善

　一般に不眠を認めるとき，あるいは不眠を予防するためには，第一に睡眠衛生の改善を図ります．なかでも，**良い睡眠環境**と**適切な睡眠覚醒リズム**を維持することが睡眠衛生の基本になります．

良い睡眠環境

　夜間における適切な静かさ，暗さ，温度の維持に心がけることが望ましいでしょう．特に入院生活においては，夜間の見回りや他の患者さんの行動などにも睡眠が障害されやすいので，注意が必要です．

適切な睡眠覚醒リズム

　夜更かしや夕方以降の昼寝を避けましょう．日中は明るい場所で過ごし，適度な遊び，学び，軽い運動など活動性を高める工夫をします．逆に睡眠前にはリラックスして過ごせるように配慮します．

　例えば，あまり不安になるような話を夜にすることは緊急でない限り避けた方がいいでしょう．また，夜間には緊急性のない医療的介入を控えることも大切です．

原因別の不眠対策

つづいて，不眠の原因に基づいた対策を考慮します．不眠の原因としては，不安，疼痛などの身体症状，日中の検査などでの鎮静，薬剤の影響，夜間せん妄などがあります．

不安

入院生活を余儀なくされる子どもにとって，家族と離れて暮らす不安，処置や治療に対する恐怖や不安，今後の見通しや将来に対する不安，友達に会えない不安などが日常生活に大きな影響を与える可能性があります．

不安に対する対処としては，良好なコミュニケーション，プレパレーション，ストレスを感じにくい療養環境，体調・発達に見合ったレクリエーション，学校や友人との継続的なつながりなど，多職種による環境調整が薬物療法や心理療法以上に大切です．

疼痛・苦痛症状に伴う不眠

疼痛などの苦痛症状が睡眠の原因になることがあります．例えば，抗がん剤治療中は，悪心・嘔吐，倦怠感，発熱，口内痛など様々な苦痛を伴うため，安眠を妨げられることが少なくありません．

また，終末期になると大半の患者さんが疼痛や呼吸困難などの苦痛な症状を認めます．良質な睡眠を確保することは，症状緩和において最も優先すべきゴールといえるでしょう．

治療に伴う合併症としての不眠

(1) コルチコステロイド

コルチコステロイドの投与，とりわけ夕方以降に投与されている場合は不眠の原因となりやすいため，可能であれば午後からの投与は避けることを検討してみてください．可能な限り短期投与で終了することも大切です．

(2) 輸液

多量の輸液（特に夜間の輸液）が投与されていると，尿意や排尿のために睡眠を障害されることがあります．可能であれば夜間の点滴の減量・中止を

検討してみてください．

(3) 処置時の鎮静

骨髄穿刺などの穿刺処置，MRI検査，放射線治療などの安全確実な実施のために鎮静薬を使用することが小児では少なくありません．不安や恐怖を生じさせるような検査・治療については，発達・理解度に合わせてわかりやすく説明（プレパレーション）することで心の準備が促されます．そのため，不安・恐怖の軽減が図られ，うまくいくと鎮静薬を用いない，あるいは少なくて済むことも期待できます．

(4) モルヒネによる易刺激性

モルヒネ投与中の乳幼児では，易刺激性（不機嫌，僅かな刺激で目覚めるなど）を認めることがあり，それが不眠の原因にもなります．乳幼児においてモルヒネの副作用として易刺激性の頻度が高い理由は，代謝酵素の関係からモルヒネの代謝産物として M3G がより多く産生されやすく，M3G の作用として易刺激性を生じやすいためと理解されています（成人では M6G が優位に産生されるため，M6G の副作用としての眠気が出やすい）．易刺激性を認める場合は，モルヒネが過量になっていないかを検討してみてください．

●せん妄●

病気の影響（脳腫瘍，高カルシウム血症，多臓器不全など），**薬物の影響**（ステロイド，ベンゾジアゼピン，オピオイドなど），**療養環境**（夜間の照明，モニターの騒音など），**感染・発熱**などにより，夜間せん妄を生じることがあります．せん妄を認める場合，原因除去に努めるとともに，必要に応じて抗精神病薬を投与することで対処します．

薬物療法としてはハロペリドール，レボメプロマジンが内服薬，注射薬ともに古くから用いられています．近年，内服薬としてオランザピン，リスペリドン，クエチアピンの小児での使用の報告も散見されます（Karnik ら，2007）（▶▶23．せん妄の項）．

物療法

ベンゾジアゼピン

　ベンゾジアゼピン系の経口睡眠薬は一般に小児の安全性が確立していないことや投与量を調整しやすい剤形が少ないこともあり，年少の小児に対して使用されることは少ないのが現状です．ちなみに，欧米ではロラゼパムやクロナゼパムなどが小児に対してよく用いられています．

　注射薬としてはミダゾラムが抗不安効果，催眠効果に優れ，作用時間が短いため朝への持ち越しが少なく，しかも逆説的な不穏が比較的に稀なため重宝されています．静脈内投与以外に口腔内，鼻腔内などへの投与の有効性も報告されています．しかし，不眠に対する使用は認可されておらず，循環・呼吸を抑制する可能性もあるため使用は必要最小限度にとどめるよう注意が必要です．

　ジアゼパムは抗不安効果がありますので，不安が不眠の原因になっている場合は効果を期待できます．しかし鎮静効果はミダゾラムほど高くありませんので入眠効果は期待しづらいでしょう．また，作用時間が長いため日中への持ち越しや連用による蓄積に注意が必要です．

　ベンゾジアゼピンは全般的に逆説的な不穏・せん妄に注意が必要です．また，耐性ができやすいため，連用するとだんだん効きにくくなってくることもあります．依存を形成することは小児では稀だと思いますが，念頭には置いておいた方がいいでしょう．

トリクロホス・ナトリウム

　小児医療の現場では検査時の鎮静薬として頻繁に用いられています．鎮静，催眠効果は得られますが，抗不安作用は乏しいとされています．

抗ヒスタミン薬

　小児医療の現場ではベンゾジアゼピン以上に睡眠薬の役割として用いられることが多い薬です．比較的安全に鎮静を得ることができますが，催眠効果が弱いこと，逆説的な不穏を生じうること，耐性ができやすいことに注意が必要です．

● メラトニン受容体作動薬 ●

　小児においても慢性的な不眠を生じる場合などに一部で使用されるようになってきています．効果がマイルドで即効性に乏しい薬ですが，副作用がほとんどなく，使いやすい薬ではあります．

● アミトリプチリン ●

　鎮痛補助薬として用いられる薬です．痛みが不眠の原因になっている場合には考慮します（▶▶19．神経障害性疼痛の項）．

Karnik NS, et al. Subtypes of pediatric delirium: a treatment algorithm. Psychosomatics 2007; 48: 253-257

子どもの苦痛を和らげる

23 せん妄

せん妄の病態生理

せん妄とは，何らかの原因によって急性の意識障害が生じ，失見当識，記憶障害，不穏，混乱，幻視，妄想などの多彩な精神症状を認め，変動するものです．睡眠覚醒リズムが障害され夜間に症状増悪することが多いという特徴があります（いわゆる**夜間せん妄**）．

夜間不穏，失見当識などのわかりやすい症状が主体だと，せん妄の診断は比較的しやすいのですが，傾眠，ぼんやりしている，しゃべらないなど意識レベルの低下が主体の低活動性せん妄は判断が難しいこともあります．小児におけるせん妄の正確な発症頻度は不明ですが，終末期には高頻度にせん妄症状が出現してきます．

せん妄に対する非薬物的治療・ケア

せん妄に対する対処として，まずは改善しうる原因，増悪因子は可能な限り改善することが大切です．

> せん妄の主な原因
> - 不快－疼痛，呼吸困難など
> - 薬剤性－コルチコステロイド，オピオイド，ベンゾジアゼピン，H_2 ブロッカーなど
> - 感染
> - 電解質異常（Ca, Na）
> - 頭蓋内病変（脳腫瘍，がん性髄膜炎，脳出血など）
> - 臓器不全（肝不全，腎不全など）

●原因に基づいた対応

　不快な症状を適切に緩和することは，せん妄の有無に関わらず，重要であることは言を待ちません．

　薬剤性のせん妄は，薬剤調整を行うだけで速やかに改善することが期待できますので，可能な範囲で検討してみることが求められます．たとえば，コルチコステロイドの減量・中止・朝のみの投与への変更，オピオイドの減量や変更，ベンゾジアゼピンの中止・抗精神病薬の併用，H_2ブロッカーからプロトンポンプ阻害薬（PPI）への変更などが挙げられます．

　電解質異常としては特に高カルシウム血症がせん妄の原因となっていることが少なくありません．骨転移がある場合や腫瘍性の高カルシウム血症がある場合には注意が必要です．ビスフォスフォネート製剤を投与することで数日以内に血中カルシウム濃度の低下が期待できますが，日にち単位の最終末期ではもはや改善は難しいでしょう．大量輸液は脱水を伴う高カルシウム血症であれば改善が見込めますが，血中カルシウム濃度そのものを低下させる効果はほとんど期待できませんので推奨されていません．

　このように原因に基づいた対応をまず考慮するものの，終末期のせん妄は原因が複合的かつ不可逆的なことが多く，原因を取り除いてせん妄を改善させることは困難なことも少なくありません．

　せん妄の患者さんは基本的に睡眠覚醒リズムが障害されていますので，昼夜のリズムをしっかりつけることを促します（▶▶22．不眠の項）．

●家族への対応

　せん妄が出現すると，家族は「頭がおかしくなってしまった」など，動揺したり不安になったりします．患者さんのおかしな言動に対して強く修正を促したり間違いを指摘したりすることはかえって混乱，せん妄を悪化させてしまうことがあります．家族に対しては，せん妄の病態についての説明に加えて，しかるべき対応によって改善が期待できることをきちんと説明することが大切です．

　逆に，不可逆的な終末期せん妄を認める場合には，だんだん意識が低下してくる可能性が高いこと，お別れが近づいていること，苦痛なく過ごせるように全力を尽くすことを，タイミングを逸することなく家族に説明すること

が重要になってきます．

せん妄の薬物療法

せん妄に対する薬物療法には「認知機能の改善（精神状態を清明にする）」と「不穏の鎮静」の2つのアプローチがあります．

●認知機能の改善●

認知機能の改善を目指した薬物治療の第一選択薬としては，抗精神病薬（メジャー・トランキライザーとも呼ばれるD_2ブロッカーの一群）のハロペリドールが広く用いられています．鎮静作用は高用量でなければ強くありませんので，日中のせん妄症状悪化時の頓用としても用いやすいです．ただし，錐体外路症状が出やすいので注意が必要です（特に10代の患者さんでよく経験します）．

●不穏の鎮静●

夜間不穏の鎮静を併せて必要とする場合，レボメプロマジンがよく用いられています（わが国ではあまり馴染みがないかもしれませんが，英国では商品名ノジナンの名称で頻用されています）．レボメプロマジンは抗精神病薬の一種であり，せん妄症状を改善する効果が期待できます．ハロペリドールに比べ鎮静作用が強いため，夜間せん妄など鎮静効果を合わせて必要とする場合に用いることが比較的多いです．

一方，作用時間が長いので眠前投与での日中への鎮静効果の持ち越しに注意が必要です．錐体外路症状はハロペリドールほど問題になることはありません．低用量でも強い制吐作用を有し，鎮痛効果もあるため，終末期に複数の症状を認めるときには重宝する薬です．

●新しい抗精神病薬の使用●

また，近年は新しいタイプの抗精神病薬であるオランザピン，リスペリドン，クエチアピンの小児での使用の報告も散見されています（Karnikら，2007）．

オランザピンはハロペリドールに比べて鎮静効果が強いため夜間の睡眠を合わせて期待する時に眠前投与します．逆に，日中のせん妄症状悪化時の頓用使用は避けた方がいいでしょう．また，作用時間が長い（1-2日）ので効果の蓄積に注意が必要です．糖尿病のある患者さんには禁忌になっていますので注意してください．錐体外路症状が比較的少ないことやザイディス錠は口腔内で速やかに溶解するので錠剤の服用が難しい場合でも服用しやすいといったメリットがあります．近年，注射薬も出ました．

　リスペリドンはハロペリドールに比べて錐体外路症状が少なく，鎮静効果も弱いことが特徴とされています．認知機能の改善効果はハロペリドールと遜色ない印象です．眠気が出にくいので日中のせん妄症状の緩和にも用いやすい薬です．液剤もあるので錠剤が難しくても内服しやすい点はメリットになります．しかし，好みによりますが味はあまり美味しくないようです．

　クエチアピンは，ハロペリドールに比べて作用時間が短いこと，そして鎮静効果が強いことが特徴です．眠前に服用しても鎮静作用が日中に遷延しにくいので，夜間不穏時にせん妄治療と鎮静効果を期待して用いやすい薬です．

　せん妄の薬物治療は，先に紹介した抗精神病薬が基本になりますが，「鎮静」を目的とする場合には**マイナー・トランキライザー**（ベンゾジアゼピン）の方が迅速かつ確実な効果が期待できることが多いです．特にミダゾラムは，抗不安効果，催眠効果を有し効果が迅速なため，鎮静が必要なせん妄に用いられることが多いです．認知機能を改善する効果はなく，逆にせん妄を生じる可能性がありますので，せん妄時には**メジャー・トランキライザー**と併用することをお勧めします．

　夜間不穏への対応として夜間の間欠的な鎮静を安全に考慮しながら必要に応じて患者・家族の同意のもと実施することについては倫理的に問題ありませんが，日中を含めた持続的な深い鎮静についてはその実施に対してより慎重な倫理的な考慮が必要になります．

Karnik NS, et al. Subtypes of pediatric delirium: a treatment algorithm. Psychosomatics 2007; 48: 253-257

子どもの苦痛を和らげる

嘔気，嘔吐

嘔気・嘔吐の治療においては，病態生理を理解した上でアプローチすることが，副作用を最小限に抑えながら効果を最大限に引き出すために重要です．ここでは嘔気・嘔吐を抑えるための薬物療法を中心にお話しします．

薬 物療法の前にできること

- 可能であれば原因（の一部）を取り除く（不安，高 Ca 血症，便秘，感染症など）．
- 嘔気を惹起しやすいにおい（例えば香水，食事）や薬剤（例えば抗がん剤）などに気をつける（いやな経験をさせないように初期の対応をしっかりすることも大切です）．
- 適切な症状管理を行う（疼痛，咳などは嘔気・嘔吐を促すことがあります）．
- 希望があれば，食事をなるべく小さくし，残飯は速やかに下げる．
- 特に小児は心理的な影響を受けやすいことにも配慮する．

嘔気・嘔吐の病態生理

嘔気・嘔吐の薬物治療においては，嘔気・嘔吐を生じさせる機序，とりわけ嘔気を促す各神経伝達物質の働きを理解しておくことが大切です．

表1 神経伝達物質の働き

ドパミン（D_2）	中枢と末梢（腸管の運動）両方に関与
ヒスタミン（H_1）	嘔吐中枢と前庭核での嘔気に関与
ムスカリン型アセチルコリン（Ach_m）	迷走神経は全ての嘔吐に関与
セロトニン（$5HT_2$）	嘔吐中枢，腸管の運動に関与
セロトニン（$5HT_3$）	腸管壁の障害・腸管拡張などで腸管壁から分泌
セロトニン（$5HT_4$）	腸管の運動に関与

図1 嘔気・嘔吐に関する神経伝達のメカニズム

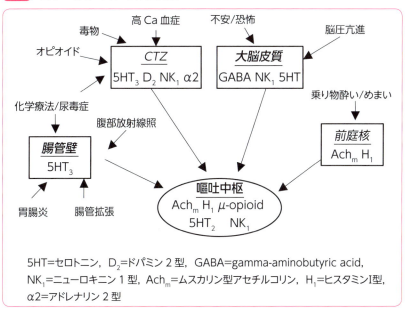

(Palliative Care Formulary, fifth edition より改変)

嘔気・嘔吐の軽減に効果を発揮する薬剤

　嘔気・嘔吐に薬物で対処するためには，各薬剤がどのような作用機序で嘔気を抑えるのか（特にどのレセプターに対して作用するのか）把握しておくことが大切です．

表2 レセプターへの拮抗作用

	D_2	H_1	ACh_m	$5HT_2$	$5HT_3$	$5HT_4$（アゴニスト）	NK_1
メトクロプラミド	++	−	−	−	+	++	
オンダンセトロン・グラニセトロン	−	−	−	−	+++		
ジフェンヒドラミン	−	++	++	−	−		
ハロペリドール	+++	−	−	−	−		
プロクロルペラジン	+++	++	+	+	−		
レボメプロマジン	++	+++	++	+++	−		
オランザピン	++	+	++	++	+		
アプレピタント							+++

（Palliative Care Formulary, fifth edition より改変）

●メトクロプラミド●

　メトクロプラミドは，ドパミン D_2 拮抗薬として中枢性と末梢性（上部消化管）の両方に作用します．さらにセロトニン $5HT_4$ 作動薬としても消化管運動の亢進に作用します．高用量ではセロトニン $5HT_3$ 拮抗薬としても制吐作用を有します．作用時間が短い（1〜2時間ぐらい）ことを考慮しておく必要があります．

　腸管の蠕動亢進による疝痛が出現する時は減量あるいは中止します．消化管の完全閉塞がある場合は禁忌です．錐体外路症状を呈することがありますので注意が必要です．ジフェンヒドラミンとの併用は錐体外路症状の軽減と悪心対策の強化の両方に効果的ですが，消化管運動に対して2剤の作用は拮抗しますので注意が必要です．

●ドンペリドン●

　ドンペリドンは D_2 拮抗薬ですが，血液脳関門（BBB）を通過しないので中枢への作用は弱いものの，一方で錐体外路症状が出にくい特徴があります．

中枢への作用をあまり必要とせず，上部消化管の運動亢進を図りたい場合によく用いられる薬です．

メトクロプラミドが著効するものの，錐体外路症状が問題になる場合の代替薬としても用いることがあります．高用量のドンペリドンの使用は不整脈による心停止のリスクを高めることが指摘されており，なるべく少なめで，短期間の使用が推奨されています．

● ハロペリドール ●

ハロペリドールはドパミンD_2レセプターに対して特異的かつ強力に作用します．少量でも制吐作用を発揮しますので，眠気が問題になることはあまりありませんが，錐体外路症状に注意が必要です．

制吐剤として用いる量での錐体外路症状の出現はあまり多くはありませんが，10代の女性患者さんに比較的多い印象があります．作用時間が長いので，夕方から眠前にかけて1日1回服用でも安定して効果が得られます．

● レボメプロマジン，オランザピン ●

レボメプロマジン，オランザピンは，複数のレセプターに作用しますので「多受容体拮抗薬」と呼ばれ，様々な原因の嘔気に対して強い制吐効果が期待できます．制嘔作用が強い半面，鎮静作用も生じやすいので日中の服用は避けた方が望ましいでしょう．

これら2剤は作用時間が長いので，夕方から眠前にかけて1日1回服用すれば，一般的には眠気で困らない程度の少量で十分に制吐効果が期待できます．

● プロクロルペラジン ●

プロクロルペラジンはドパミン（D_2）拮抗作用をはじめ複数の受容体に作用する制吐薬です．錐体外路症状が出やすいので注意が必要です．「術前・術後などの悪心・嘔吐」に対して保険適応があることもあり，わが国ではオピオイドの嘔気などにも使われることが多いですが，欧米ではあまり使用されていません．

その理由としては，服用回数（1日3回）の観点からは1日1回服用の

ハロペリドールの方が好まれ，副作用（眠気，錐体外路症状など）の観点からはメトクロプラミドやジフェンヒドラミンが好まれ，そしてしっかり制吐作用を期待するならより多受容体に拮抗作用の強いレボメプロマジンやオランザピンが好まれるという傾向があるからだと思います．

●抗ヒスタミン薬（ジフェンヒドラミン）●

ジフェンヒドラミンはヒスタミン（H_1）拮抗作用と抗コリン作用を併せ持つため，嘔吐中枢を介して，様々な原因の嘔気・嘔吐に対して幅広く効果が期待できます．ジフェンヒドラミンは一般にあまり眠気は強くありませんが，人によっては眠気の出やすい場合があります．

一般に酔い止め薬としても市販される使いやすい薬です．ちなみに，抗ヒスタミン薬の制吐作用は，蕁麻疹で抗ヒスタミン薬を服用していた患者さんが車酔いをしなかったことから偶然見つかったという逸話があります．

●抗コリン薬（ブチルスコポラミン・臭化水素酸スコポラミン）●

抗コリン薬としてはブチルスコポラミン（末梢性），臭化水素酸スコポラミン（中枢性）などがあります．迷走神経（アセチルコリン）は全ての嘔吐に関与していますので，抗コリン薬はほとんどの嘔吐に有効です．腸液の分泌を抑制する働きもあります．ただし，腸管活動を低下させますので注意が必要です．口渇は頻度の高い副作用です．

中枢性の水酸化ブチルスコポラミンは，ブチルスコポラミンに比べて，より高い効果が期待できる半面，眠気やせん妄が出やすいというリスクもあります．末梢性の効果のみを要する場合はブチルスコポラミンの方が使いやすいでしょう．

●オンダンセトロン・グラニセトロン●

オンダンセトロン・グラニセトロンはセロトニン（$5HT_3$）拮抗薬で，シスプラチンなどの抗がん剤に伴う嘔気に対して広く用いられています．抗がん剤や放射線などによって腸粘膜が障害されたり，腸管が拡張したりするとセロトニンが分泌されますが，そのセロトニンの働きをブロックすることで嘔気を抑えることができます．

比較的多い副作用としては頭痛があります．ステロイドとの併用で制吐効果が高まるとされています．一方，メトクロプラミドとの併用は不整脈のリスクが指摘されています．他の制吐薬と比べて比較的高価なのが難点です．緩和ケア領域ではあまり第一選択として用いる場面はありません．

　ちなみに，オピオイドによる痒みにもセロトニン（5HT$_3$）拮抗薬が効果的と言われています．

● モサプリド ●

　モサプリドはセロトニン（5HT$_4$）選択的作動薬です（日本で開発されました）．セロトニン（5HT$_4$）は腸管の運動を促進する働きがあります．モサプリドはセロトニン（5HT$_4$）受容体に選択的に作用しますので，他のセロトニンへの影響の心配がなく，使いやすい薬です．

　小児での効果および安全性は確立していませんが，あまり副作用が問題になる薬ではありませんので，末梢性に消化管の運動促進を図りたい時にうまく使えば，ある程度の効果は期待できるかもしれません．

● ベンゾジアゼピン ●

　ベンゾジアゼピンはGABAの作用を増強することで薬理作用を生じます．不安が嘔気に影響している場合にベンゾジアゼピン系抗不安薬が奏功することがあります．ミダゾラムは，速効性で，作用が短く，催眠作用が強いという特徴があります．

　ロラゼパムはミダゾラムほど催眠効果が強くないので日中でも比較的使いやすい薬です．ジアゼパムは，錠剤，シロップ，注射，座薬など剤形のバリエーションが豊富なので投与しやすいメリットがありますが，作用時間が長いため蓄積に注意が必要です．

● コルチコステロイド ●

　脳圧亢進に伴う嘔気・嘔吐や腫瘍による腸管の通過障害など腫瘍周囲の浮腫が嘔気・嘔吐の原因になっている場合はステロイドが著効することがあります．病態によっては抗炎症効果も作用していることが推測されます．

　ステロイドは様々な理由による嘔気・嘔吐に対して制吐作用を有し，他の

薬の作用を高める効果もあるとされていますが，その理由は明らかではありません．体型の変化や情緒，睡眠に影響することがありますので，使用は最小限，短期間（3～5日）にとどめ，有効であれば必要に応じて反復するのが安全です．

表3 主な制吐薬の用法・用量

メトクロプラミド	0.1 mg/kg　頓用　あるいは1日3回
ハロペリドール	0.025-0.15 mg/kg　1日1回 (sc/iv) 0.025-0.15 mg/kg/24hr（max 5mg）
プロクロルペラジン	0.4 mg/kg/日　分3-4
オンダンセトロン	0.15 mg/kg 頓用　あるいは3回/日，1日総量を持続投与
グラニセトロン	0.04 mg/kg　1日1-2回あるいは1日総量を持続投与
レボメプロマジン	0.1-0.4 mg/kg/dose　1日1回（夜）から2回　あるいは1日総量を持続投与 13歳以上　5-25 mg/dose 1日1回-2回 精神症状での使用（0.35-3 mg/kg/日）に比べ少量で効果あり．
ジフェンヒドラミン・ジプロフィリン配合薬（トラベルミン）	1回1錠　3-4回・日（成人と同量を投与できる場合） 体重の小さい小児の場合，適宜調整

嘔気・嘔吐の原因に基づく対応

●オピオイドによる嘔気●

オピオイド開始初期の嘔気は主に化学受容器引金帯（chemoreceptor trigger zone: CTZ）を介したものと考えられます．また，持続的にオピオイドを服用している患者さんでは便秘が原因になっていることも少なくありません．メトクロプラミド，プロクロルペラジン，ハロペリドールなどのD_2アゴニストがよく用いられています．

筆者はオピオイドによる嘔気に対しては，ジフェンヒドラミンも効果が高く，副作用が少ないので使いやすい印象を持っています．英国でも同効薬剤（サイクリジン）がよく用いられていました．

抗がん剤・放射線療法による嘔気・嘔吐

　抗がん剤や放射線治療に伴う嘔気にはオンダンセトロンなどの抗セロトニン薬がしばしば用いられます．ステロイドの併用による効果も期待できます．5HT$_3$アンタゴニストは比較的高額です．さらに高額ではありますが，保険適応を考慮しながらNK$_1$アンタゴニストのアプレピタントも抗がん剤に伴う嘔気に対して併用されるようになっています．

　頑固な嘔気に対してはオランザピンやレボメプロマジンなどの多受容体作動薬を用いることもあります．

脳圧亢進による嘔気・嘔吐

　脳圧亢進による嘔気・嘔吐に対して，コルチコステロイドはしばしば著効しますが，副作用を考慮し，なるべく短期間の使用を心がけます（3〜5日程度）．また，中枢性の効果を期待してジフェンヒドラミンを用います．効果が十分でない場合にはオランザピン，レボメプロマジンなどの多受容体拮抗薬を用います．

体動・めまいによる嘔気・嘔吐

　前庭核由来の嘔気はヒスタミン（H$_1$）を介して嘔吐中枢に伝達されるためジフェンヒドラミンを第一選択薬として用います．

腸の通過障害による嘔気・嘔吐

　腸蠕動の低下を伴う場合にはメトクロプラミドが効果的ですが，完全なイレウスを疑う（腸液を嘔吐している，腹部X線でニボーを認める）場合や腸蠕動の亢進によって疝痛を認める場合は使用を控えた方がいいでしょう．腫瘍による通過障害を認める場合にはコルチコステロイドがしばしば奏功します．ただし，副作用を考慮してなるべく短期間の使用にとどめることが望ましいでしょう．

　ヒスタミン（H$_2$）拮抗薬やプロトンポンプ阻害薬（PPI）は胃液の分泌を抑制する効果が期待できます．持続的に腸液の嘔吐を認める場合，成人のがん領域では腸液の分泌を抑制するためにオクトレオチドを用いることがしばしばありますが，小児での有効性については明らかではありません．抗コリ

ン作用を持つ薬も腸液の減少にある程度効果が期待できるとされています（著効した経験はありませんが）．経鼻胃管を挿入してドレナージが必要なこともあります．もし輸液を減らせるようであれば，できる限り輸液を減らすことも腸液の減少に効果が期待できます．

　腸管は拡張すればするほど張力が低下してさらに拡張しやすくなり，腸の蠕動機能が低下します（甲子園球場でラッキーセブンに膨らませるあの細長い風船も，膨らませば膨らませるほど張力が弱くなって膨らましやすくなることを経験しますが，それと同じ原理です）．つまり，腸液を減少させることは，嘔吐を減らす直接的な効果と同時に，腸管拡張の悪循環を断つことで腸の蠕動機能を改善させることにつながることも期待できます．

逆流による嘔気・嘔吐

　重度の神経障害を伴う神経疾患の患者さんなどでは胃食道逆流症による嘔気，嘔吐を認めることがしばしばあります．メトクロプラミドなどのドパミン（D_2）拮抗薬による上部消化管運動の促進，プロトンポンプ阻害薬やヒスタミン（H_2）拮抗薬による制酸作用，経管栄養の投与量や投与速度の調整を行うことで改善が見込めます．

原因不明の嘔気・嘔吐

　原因不明の場合，あるいは複数の原因を併せ持つような場合は，嘔吐中枢からの伝達をブロックして広く制吐効果が期待できるジフェンヒドラミンが使いやすいことが多いと思います．ジフェンヒドラミンの効果が乏しい場合には，オランザピンやレボメプロマジンなど多受容体作動薬を考慮します．

Twycross R, et al. Palliative Care Formulary 5th edition (PCF5), Palliativedrugs.com Ltd, Nottingham, UK, 2014

25 子どもの苦痛を和らげる

倦怠感

倦怠感とは？

　「しんどくて何もする気がしない」，「体が重くて自分の体じゃないみたい」など，いわゆる「倦怠感」を訴えられた時に，うまく対応できず，医療者として無力感を感じることが皆さんにもあるかもしれません．さて，このような倦怠感に対して何かできることはあるのでしょうか．

　ちなみに，倦怠感を表す表現として「しんどい」は特に関西を中心によく用いられる言葉ですが，地方によって「えらい」，「こわい」など色々な表現があるようです．

　倦怠感は，いってみれば健常者でも生じるものであり，広い概念の病状を含むものと考えられます．そのなかでも，がんでは健常人が感じるような倦怠感とは異なる性質を有しているとされていて，「**がん関連倦怠感（Cancer-related fatigue）**」として概念理解が進んでいます．

　がん関連倦怠感とは「日ごろの活動量に見合わない，そして日常生活に影響を与えるほどの身体的，情緒的，あるいは認知的な疲労による，つらく持続的で主観的な感覚である」と定義されています（NCCN，2013）．がん関連倦怠感はがん患者全般において頻度の高い症状ですが，小児がん患者においても極めて頻度が高く，特に化学療法中には頻出する症状といわれています．

　思春期の方が，それ以下の年齢の子どもよりも，倦怠感が問題になりやすいとする報告が多く，その主な理由としては，自立を損なう，勉強がしづらい，友達との交流を深めづらい，などが挙げられています．

　このように倦怠感は生活の質を大きく低下させる症状であるにもかかわらず，しばしば日常診療において見過ごされていることが指摘されています（Spathisら，2014）．聞かないと倦怠感の存在を答えない（あるいは伝え

るべき症状と認識していない）患者さんは少なくありませんので，まずは倦怠感の存在を見過ごさないことが大切です．ただし，その地方独特の表現にも熟知していないと把握しそびれるかもしれません．

倦怠感の機序

倦怠感の病態生理

　がん関連倦怠感を生じさせる根本的な病態生理については，各種炎症性サイトカイン，神経伝達物質，ホルモン物質の関与やサーカディアンリズムの変調，筋代謝の異常など色々なメカニズムが考えられていますが，科学的にはまだ十分明らかになっていません．

二次的倦怠感

　倦怠感は様々な要因から二次的に生じることがあります．特に10代の子どもで目立つのは夜更かしによるものです．10代の子どもは夜更かしが習慣づいていることが少なくありません．夜更かしによる睡眠不足や睡眠覚醒リズムの障害は，日中の活動性を低下させ，倦怠感の原因にもなります．

　一方，睡眠不足は夜更かしだけが原因ではありません．病気に伴うものとしては，疼痛，呼吸困難等による不眠を生じることがあります．こうした苦痛な症状による不眠や消耗が倦怠感につながっていないかも確認が必要です．

　他にも，貧血，感染，脱水，抑うつ，薬剤（抗がん剤，オピオイド，ベンゾジアゼピン，ステロイド（ミオパチー）など）が倦怠感の原因になることもあります．これら二次的に倦怠感を生じさせる原因がないか検討し，改善できることには適切に対処することが大切です（de Raafら，2013）．

倦怠感への非薬物的対処

　倦怠感に対する非薬物的な対処としては，**睡眠衛生の改善**，**適度な運動**，**心理社会的な働きかけ**などが有効とされています．

● 睡眠衛生の改善 ●

　睡眠衛生の改善とは，具体的にいうと，良い睡眠環境（適切な部屋の静かさ・暗さ・温度など）や適切な睡眠覚醒リズム（夜更かしや夕方の昼寝を避ける，日中は明るい場所で過ごし適度に体を動かす，睡眠前にはリラックスして過ごす，など），適切な薬剤投与（ステロイドなど不眠を生じやすい薬剤の夕方以降の服用を可能な限り控える，など）が挙げられます（▶▶ 22. 夜間の不眠の項）．

● 適度な運動 ●

　適度な運動といってもどのような運動をどれぐらいすればいいのか，全身状態にもよりますし，痛みや呼吸困難があればより難しくなりますので個人差が大きいと思います．しかし，ある程度の時間をかけて歩いたり，軽い持続的な運動をしたりといった有酸素運動をすることは効果的なようです．

　ただ，これらは比較的元気な患者さんが対象の報告ですので，衰弱が進んでいる終末期の患者さんでの効果は明らかではありません．やりすぎはむしろ逆効果になることがあるかもしれませんし，特に体を動かすことが困難になってきている終末期には「運動しなければ…」という心理的なプレッシャーが患者さんを苦しめることにならないよう配慮も必要です．

● 心理社会的な介入 ●

　倦怠感というと「体のだるさ，しんどさをどう取り除くか」に目がいきがちですが，気持ちの持ちようによって苦痛の在り方が大きく変わりうるものでもあります．そのため，心理社会的な介入が倦怠感の改善につながることは少なくありません．

　倦怠感について適切な情報提供を行い，睡眠の確保や軽い運動を含めたセルフ・コントロールを促すことも大切になります．活動と休息の配分，タイミング，活動の優先順位を付ける，などバランスを考慮して過ごすことも推奨されています（エネルギー温存療法と呼ばれています）．

　アロマセラピーなどのリラクゼーションの手法も好みに合わせて行うと効果的です．思考の悪循環を断つなどの認知行動療法が有効との報告もありますが，専門的なカウンセリングは実践するのが必ずしも容易でないかもしれ

ません.

　子どもが「しんどい」とつらそうに訴えていると，周囲で看ている家族もつらくなってきます．家族にも適切な情報提供と対処方法を伝えることは，安心につながるとともに，子どもへの関わり方やサポートがより良くなることが期待できます．

倦怠感への薬物的対処

● コルチコステロイド ●

　倦怠感に対する薬物治療としてコルチコステロイドが成人のがん領域ではよく用いられており効果も実証されています（Yennurajalinghamら，2013）．ただ，長期間の効果は必ずしも期待できず，副作用も懸念されることから，用いるとしても一般的には2週間程度までにとどめるのが望ましいでしょう．

　何か頑張りたいイベント（旅行など）がある時に「ここぞ」というタイミングで短期間使うのがいいのではないでしょうか．

　ただし小児ではALLの維持療法中にコルチコステロイドを使用することで倦怠感や不眠が増悪したとの報告（Hindsら，2007）もあり，漫然とした使用には注意が必要です．

　また，悪液質が進行し床上での生活になっている最終末期の患者さんにおいては，倦怠感があるからといってステロイドを投与して体に鞭を打つことは，体が休まらず，しかも不眠，せん妄の原因にもなり逆効果になりがちです．むしろ，安楽に努めることを重視すべきタイミングを適切に判断することも大切です．

● 精神刺激薬 ●

　倦怠感に対する精神刺激薬の効果については成人がん患者で多くの研究がなされてきましたが，RCTでは有効性においてプラセボと有意差がなかったり（逆にプラセボにもメチルフェニデートと同等の効果が認められたのは興味深いですが）（Spathisら，2014），重症例でわずかに効果を認める（Jean-Pierreら，2010）という結果で，総じてあえて用いるほどのメリッ

トが明らかではなく,流通制限や保険適応の観点からも精神刺激薬の使用は推奨されないといえるでしょう.

　これまで述べたように成人や10代のがん患者の倦怠感については研究や実践が進みつつありますが,小さい子どもや非がんの子どもにおける倦怠感の評価や対処については不明なことが多く,これからの課題といえるでしょう.

Chang CW, et al. Systematic review and meta-analysis of nonpharmacological interventions for fatigue in children and adolescents with cancer. Worldviews Evid Based Nurs 2013; 10(4): 208-217

Cramp F, et al. Exercise for the management of cancer-related fatigue in adults. Cochrane Database Syst Rev 2010; Issue 2: Art No: CD006145

de Raaf, et al. Systematic monitoring and treatment of physical symptoms to alleviate fatigue in patients with advanced cancer: a randomized controlled trial. J Clin Oncol 2013; 31(6): 716-723

Gielissen MF, et al. Effects of cognitive behavior therapy in severely fatigued disease-free cancer patients compared with patients waiting for cognitive behavior therapy: a randomized controlled trial. J Clin Oncol 2006; 24(30): 4882-4887

Gielissen MF, et al. Cognitive behaviour therapy for fatigued cancer survivors: long-term follow up. Br J Cancer 2007; 97(5): 612-618

Goedendrop MM, et al. Psychological interventions for reducing fatigue during cancer treatment in adults. Cochrane Database Syst Rev 2009; Issue 1: Art No: CD006953

Hinds PS, et al. Dexamethasonealters sleep and fatigue in pediatric patients with acute lymphoblastic leukemia. Cancer. 2007; 110(10): 2321-2330

Hinds PS, et al. Comparing patient, parent, and staff descriptions of fatigue in pediatric oncology patients. Cancer Nurs 1999; 22(4): 277-288

Hooke MC, et al. Fatigue and physical performance in children and adolescents receiving chemotherapy. Oncol Nurs Forum 2011; 38(6): 649-657

Jean-Pierre P, et al. A phase 3 randomized, placebo-controlled, double-blind, clinical trial of the effect of modafinil on cancer-related fatigue among 631 patients receiving chemotherapy: a University of Rochester Cancer Center Community Clinical Oncology Program Research base study. Cancer 2010;116(14): 3513-3520

Minton O, et al. Drug therapy for the management of cancer-related fatigue.

Cochrane Database Syst Rev 2010; Issue 7: Art No: CD006704
National Comprehensive Cancer Network. NCCN Clinical Practice Guidelines in Oncology: Cancer-Related Fatigue. Version 1, 2013
Ryan JL, et al. Mechanisms of cancer-related fatigue. Oncologist 2007; 12 (suppl1):22-34
Spathis A, et al. Modafinilfor the treatment of fatigue in lung cancer: results of a placebo-controlled, double-blind, randomized trial. J Clin Oncol 2014; 32 (18): 1882-1888
Yennurajalingam S, et al. Reduction of cancer-related fatigue with dexamethasone: a double-blind, randomized, placebo-controlled trial in patients with advanced cancer. J Clin Oncol 2013; 31(25): 3076-3082

子どもの苦痛を和らげる

安らかな死の看取り

　死期が間近に迫り，残された時間が日にち単位（48 時間程度）であることが強く予想される時期（いわゆる last 48 hours）を迎えた際には，ケアの在り方をあらためて検討してみることが大切です．「子どもの最期の時」は，家族にとって一生心に残り続ける大切な時間であることも心に留めておかなければなりません．

　ここでは，死期が間近に迫っていることの見極め方について概説し，この時期に特に配慮すべきケアとして，口腔ケア，気道分泌物への対処について説明します．また，薬が内服できなくなった場合の薬剤投与ルートとして持続皮下注射の扱い方についても説明します．

死期の見極め

　死期が間近に迫っていると診断すること（diagnosing dying），特にあと数日のうちに死が訪れるだろうというタイミングをうまく見極めることは，治療方針を決める上で重要な要素になることはもちろんですが，患者さんが安らかな死を迎えられるように家族に心の準備を促し，希望する看取り，とりわけ「最期の時にそばにいてあげたい」という希望を叶えるためにも重要です．

　現在のところ，子どもの死が間近に迫っていることを正確に診断できる手法は開発されていません．臨床的には，全身の衰弱が著明に進行して臥床生活となり，さらに経口摂取がほとんどできなくなる，といった特徴が日にち単位で進行していれば，概ね残された時間も数日単位だろうと推測して対応しています．

　また，不規則な呼吸（チェーン・ストークス）が目立ってきたり，死前喘鳴，下顎呼吸，末梢のチアノーゼ，橈骨動脈の触知不可などが出現してく

ると，1日以内に死を迎える可能性が高くなっていることを伝えておきます．

多くの家族は「死が近づくにつれて苦しみが強くなるのではないか」，「死の間際にもがき苦しむのではないか」，「これからどうなってしまうのだろう」といった不安を持っていることも少なくありません．

家族がどのようなことを心配しているのか耳を傾けながら，家族が過度に不安に陥らないように，そして心の準備を促せるように，これからどのような経過をたどることが予想されるのか，どのようなことをしてあげられるのか，特に苦痛な症状はきちんと緩和できることを丁寧に説明します．そして，必ず安らかな死を迎えられるよう常に寄り添うことを保証することが大切です．

なお，死期が迫っていることを見極める上で，特に注意しておかなければならないことは，「死が目前であること」をスタッフ全員で確認し，達成すべき目標について改めて確認する必要があるということです．スタッフ間で足並みがそろっていないと，ケアにおいて優先すべきことや家族への対応が異なってしまうことがあり，家族にあらぬ不安や不満を生じさせることがあります．

●口腔ケア

口腔ケアはしばしば軽視されがちですが，口腔内に問題があると不快ですし，会話や呼吸，経口摂取が障害されるため患者さんのQOLは大きく低下します．特に，死が近づいた時期には，経口摂取ができなくなるのに伴い唾液の分泌が低下し，ドライマウス（口腔内の乾燥）や口腔内の不衛生が頻繁に生じます．

ところが，水分摂取も困難になってしまったこの時期の患者さんに対して口腔内が乾燥しているからといって「脱水に対する補液」を行ってもほとんど改善は見込めません．逆に浮腫や気道分泌物の亢進などのデメリットを考えると，ドライマウス対策として輸液の開始や増量を行うことは慎重に検討すべきでしょう．

ドライマウスへの対応としては，少量の水で口を湿らせる，水分を含ませたスポンジなどを使ってやさしく拭うことで保水するとともに清潔を保って

あげることが基本です．人口唾液も効果的なことが少なくありませんが，時に味を好まない患者さんもいます．

この時期，家族は子どもに対して何かしてあげたくても何もしてあげられないことに辛さを感じていることが多いですが，家族に口腔ケアを指導して実践してもらうことは，子どもにケアをしてあげられているという満足感を高めることにもつながり，とてもいい家族ケアにもなります．

気道分泌物の亢進（死前喘鳴）

死期が近づいてくると気道分泌物が増加してくることが多く，死前喘鳴（death rattle）と呼ばれることもあります．これは衰弱による筋力低下の進行と意識低下による嚥下反射の抑制によって口腔内分泌物を嚥下することができなくなったために生じる現象です．

この症状は患者さん自身が苦痛に感じることはあまりないとされていますが，息のしづらそうな姿を見た家族が不安やストレスを感じることは少なくありません．その場合には，「意識低下に伴う生理現象であり，必ずしも苦痛を伴うものではないこと」を丁寧に説明するとともに，お別れが近づいていることも伝えて心の準備を図ることも大切です．

口腔内吸引によって一時的にゴロゴロ（分泌物の貯留）を軽減させることはできますが，持続的な効果は乏しく，喉にカテーテルを突っ込まれることの苦痛を考えると，有効性を適切に評価して行う必要があります．

体液が過剰の場合は，輸液量を少なくすることを考慮します．薬物療法としては，経験的に抗コリン作用を有する薬を使用することがありますが，その効果に関するエビデンスは乏しいのが現状です．薬剤間の優劣も明らかではありません．ブチルスコポラミンは血液脳関門を通過しないので中枢への影響（鎮静効果）が少なく使いやすいですが，逆にこの時期にはある程度の鎮静効果は有益な場合もあります．

持続皮下注射の扱い方

持続皮下注射（Continuous Subcutaneous Infusion: CSCI）は内服が

困難な患者さんへの症状緩和に欠かせない手法です．CSCIの利点を**表1**に記します．

表1 持続皮下注射（CSCI）の利点

- 安定した血中濃度が持続して得られる
- 経口薬の内服ができない児に投薬できる
- 経口薬に比べ副作用を軽減できる場合がある（モルヒネなど）
- 経口薬に比べ，投与量を迅速かつ細かく調節しやすい
- 静脈ルートに比べ処置が容易である
- 静脈ルートに比べ処置時の苦痛が少ない
- 静脈ルートに比べ日常生活の邪魔になりにくい
- 静脈ルートに比べトラブルが少ない（点滴漏れ，ルート感染，点滴過量投与など）
- 静脈内投与と同様の効果が得られる
- 薬を混合することで複数の症状を管理できる
- 携帯用シリンジポンプは持ち運びが容易である（軽い，小さい，コンセントが不要）

薬の相性

ターミナル期にCSCIで頻用する薬剤については，それらの薬剤の特徴，混合の可否などについては熟知しておく必要があります．ちなみに，オピオイド，ハロペリドール，レボメプロマジン，ミダゾラム，ブチルスコポラミンの間の混合は，普通に使用する濃度であれば問題ないといわれています．

デキサメサゾンなどのコルチコステロイドはアルカリ性（他の薬はほとんど酸性）ですので配合は避けた方がいいでしょう．デキサメサゾンやベタメタゾンは比較的長時間作用する薬なので1日1回投与が可能ですし，夜間の投与は不眠・せん妄の原因にもなりますのでCSCIに混ぜるのではなく，朝に1回投与する方が無難でしょう．

注射液を希釈する場合，注射水で行うか生理食塩水で行うかについては意見が分かれるところです．一部の薬剤を除いてほとんど生食での希釈が可能であり，生食の方が等張なので刺入部の刺激が少ないと考えられています．一方，多剤を混合する場合は注射水の方が化学反応を避ける意味では無難であるとの意見もあります．

● CSCI の手順 ●

　CSCI は，症状が落ち着いていれば次の薬を投与する予定時刻の 1-2 時間前に開始するか，症状緩和が不十分であれば，ボーラス・ドーズ（頓用）の投与を行って CSCI を開始するようにしています．1 mL/hr あるいは 1 日 25 mL 程度までなら薬剤を安定して投与できるといわれています．4 時間に 1 回程度は，シリンジの進み具合，シリンジ内の色の変化，刺入部の変化を確認するようにしましょう．

　針を刺す箇所は患者さんの状況によって異なります．歩ける場合は胸部が一番安定して望ましいでしょう．腹部への穿刺は，座位になったりお腹をねじったりできる患者さんについては針が動かないように注意が必要です（皮膚に垂直に穿刺する針であれば，あまり問題はありません）．上腕や大腿もよく使われますが，よく動かす場合は出血などに注意が必要です．また，臥位になった時に下敷きになっていないか注意してください．せん妄などで事故抜去の可能性が高い場合には，肩甲骨周囲の手の届かないところに穿刺することもあります．

　針の入れ替えは局所の発赤を認めるか，あるいは 1 週間程度で入れ替えることが多いです．ちなみに，ジアゼパムは刺激が強いので皮下注射では使用しないようにしましょう．

　刺入部の疼痛，炎症が出現する場合には，①可能な限り希釈する，②シリンジにデキサメサゾンを 0.5-1 mg 加える（配合の問題から賛否両論ありますが，実際にはあまり問題なく行えています），③針をニッケルからエラスターに変える，などの方法をとります．

愛する者との死別(ビリーブメント)

グリーフ理論の変遷

　死別を経験した人たちのグリーフに関する研究は，ここ数十年で発展し，様々な新しいグリーフ理論が示されてきました．グリーフ理論とは，死別をはじめとした喪失を経験した者がどのような心の経験をしているのかについて理解するための理論的枠組みを提供してくれるものです．

　別段，グリーフ理論などなくても，有史以来，死別を経験した人たちは乗り越えてきたわけですから，理論など別に必要ないという人もいるかもしれません．確かに死別した人たちにとって大切なのは理論だけでないことは明らかですし，死別した人たちをいたずらに類型化したり，まして疾病化したりすることは控えるべきです．

　一方で，ビリーブメント・ケアの実践においてケア提供者個人の経験や感性だけに基づいて判断したり，一般化したりすることにも限界があります．まず理論を整理，理解し，共有しておくことは，根拠に基づくビリーブメント・ケアの実践を考える上で重要な要素であるとも思われますので，ここではいくつかの主要なグリーフ理論を概観しておきたいと思います．

　その前に，まずは死別の領域で用いられる言葉について確認しておこうと思います．
- ビリーブメント（Bereavement）：愛する人，親しい大切な人と死別した状態を表し，グリーフ（grief）を伴っていることを含意します．一般的には親しい家族（配偶者や親，子）との死別を意味しますが，ケアに深く関わった医療者や，職場，学校などの親しい知人も含まれます．
- グリーフ（Grief）：大切な人や物などの喪失（典型的にはビリーブメント）に対する様々な心の反応．日本語訳としては「悲嘆」という訳が用いられることもありますが，本来の grief の意味は日本語の「悲嘆」とは異なります．「悲嘆」とは嘆き悲しむ行為全般を表し，死別に限ったものではあ

りません.「悲嘆」は英語でいうとむしろ sorrow や sadness に近いでしょう. 一方, グリーフとは嘆き悲しむ行為だけではなく, ビリーブメントによって現れる様々な心の反応（茫然自失, 無気力, 怒りなど）全体を現した言葉として使われています.

- モーニング（Mourning）：一般的にはグリーフを表出するための行動のこと. ただ, グリーフとモーニングの違いはあいまいで, 学者によっても使い方が異なります. 例えば, ビリーブメント・ケアの研究者 Worden はビリーブメントに伴う喪失に適応するためのプロセスをモーニングと呼んでいますし, グリーフとモーニングがほぼ同義のように用いられていることもあります.
- ビリーブメント・ケア（Bereavement care）：ビリーブメントを経験した人たちへのケア及びサポートを総称してビリーブメント・ケアと言います. 同じような意味を表す言葉として, わが国ではしばしばグリーフケアという言葉が用いられていますが, 欧米では一般的ではありません. ビリーブメント・ケアは必ずしもグリーフだけを対象とするのではなく, 社会的, 宗教的な取り組みを含めた多面的なアプローチが必要であり, 生前の病気や医療についての情報提供, 思い出の共有, 葬式の手配といった, 死別を経験した人たちへの様々な実践を含みます. ここではこのような背景を踏まえて, bereavement care のことを「ビリーブメント・ケア」あるいは「死別後のケア」と表現します.

グリーフ理論の源流

グリーフ理論の発展において最初に大きな影響を与えたのは Freud（フロイト）でしょう. Freud は,「グリーフとは死者に対する情緒のエネルギーを減退し, 愛する人から別れるための心理的な反応である」とし, 死別した人は最終的に死者との関係を断ち切る必要があることを提唱しました.

1942 年, ボストンのナイトクラブでパーティをしている最中に発生した火災事故によって多くの学生が死亡しました. 精神科医の Lindeman は死亡した学生の遺族の心理状況を観察した結果を基に,「死別によるグリーフは特有な症状と経過を呈する症候群である」とする考え方を提唱し, 死別直後のグリーフの特徴を描出するとともにビリーブメント・ケアを医療サービス

として発展させました．

　この二人の先駆的な取り組みは，それぞれ後年になって様々な批判もありますが，グリーフの過程を類型化し，逸脱するものを病的な状態と捉えるという理論的な枠組みと，理論に基づくビリーブメント・ケアの実践の原型を作ったと言えるでしょう．

●ステージ・モデル／フェーズ・モデル●

(1) ステージ・モデル

　Freud に続いて，グリーフ理論の構築に大きな影響を与えたのはイギリスの精神科医 Bowlby です．Bowlby は，死別後の心理や行動が，子どもが母親から引き離された時の反応と類似していることに着目し，グリーフの理解において重要なことは，「愛着が脅かされたり断絶したりした時の激しい反応は自動的に生じるものである」と主張しました．

　こうして愛着理論（attachment theory）に基づいて，重大な喪失に直面すると人の心の中では，「大きなストレス」，「怒り」，「引きこもり」，「受容」といった，愛着行動の連鎖反応がオートマティック（自動的）に生じ，これがグリーフのプロセスを形成することを示したのです．そしてグリーフのプロセスを完了するためには全てのステージを通過しなければならないことを強調しました（ステージ・モデル）．

(2) フェーズ・モデル

　この Bowlby のステージ・モデルを，1970 年代に，死別した配偶者の観察を通じてさらに発展させたのが Parkes のフェーズ・モデルです．Parkes は，死別後のグリーフは予測可能でかつ順序だった，反応のパターンを示すことを提唱し，ステージに変わる言葉としてフェーズという言葉を用いて 4 つのフェーズを定義しました．

　フェーズ I は「茫然自失」の状態です．ショックで頭が真っ白になり，現実とは思えない感覚や何も考えられない状態が死別（特に突然の死別）を経験した直後しばらく続くとされます．

　やがて茫然自失の状態は，フェーズ II の「切望」へと移行するとされます．頭は死者のことでいっぱいになり，死去した者に戻ってきて欲しいと強く切望するようになります．そして永遠の喪失を否定しようとする傾向がみられ

るようにもなります．「怒り」はこのフェーズにおいて主要な役割を果たすものだとしています．怒りの向かう方向は状況によって様々ですが，自分自身に対して自責の念が強くなることも少なくありません．また激しい「心の痛み」に襲われるのもこの時期の特徴です．

そして，亡くなった人はもう帰ってこないということを深く認識するようになるとフェーズⅢを迎えるとされます．フェーズⅢは「心の中の既成の枠組みの解体」と「失望」に特徴づけられます．この時期は，社会環境の中で適切に過ごすことが困難であると感じるようになります．落胆，集中力低下，無感動，無目的，引きこもりなどのうつ状態を示す症状が現れます．これらのフェーズは必ずしも一方通行ではなく，フェーズⅡとⅢの間を行ったりきたりしながら，最終的にフェーズⅣに移行するとされます．

フェーズⅣは「心の再建」です．亡くなった人のいない新しい生活を取り戻すためには，アイデンティティを再構築し，新しい目標，新しい生き方，新しい役割を見つけて取り組みます．

(3) ステージ・モデル／フェーズ・モデルの問題点

ステージ・モデル／フェーズ・モデルは，「グリーフは，自動的に決められた反応を次々順番に呈していくと解釈するモデル」と理解されており，期待通りにステージを進まなければ病的な反応とみなされました．このモデルの考え方は，キューブラー＝ロス（Elisabeth Kübler Ross）の影響もあって広く普及し，その後多くの学者によって共有されていきました．

キューブラー＝ロスは，死にゆく人たちの心理状態をステージ・モデルとして確立しました（▶▶ 29. 小児緩和ケアの源流の項）．その結果，多くの人が「死に直面した人たちの心の反応はステージに沿って経過するもの」と理解するようになり，さらに死別後のプロセスにおいてもステージ・モデルが広く受け入れられるようになったのです．

しかし，実際にはこの理論を支持するエビデンスはほとんど存在せず，逆にこの通りに進まないことを示す結果が多数報告されるようになってきました．そして，グリーフを単純化しすぎているのではないかというのが多くの研究家の一致した考え方になってきています．複雑な感情を単純化しすぎる（決められた枠にはめようとしすぎる）ことで，結果として枠に当てはまらない正常なグリーフを病的なグリーフと誤認するという不適切な解釈をする

ことが危惧されます．

　また，枠に当てはめようとするあまり，グリーフの個別性，多様性を軽視することになるのではないか，グリーフをいやおうなく押し寄せてくる受身なものと思わせることで絶望を増強させるのではないか，そしてケアを提供するものにとって受身的な対応（共に待つ，傾聴する，慰める，あるいは病的症状を治療する）しか提供できなくなるのではないか，といった問題点が指摘されてきました．

　こうした指摘に応えるように，ステージ／フェーズ・モデルも，「全てのグリーフは，段階的に，一方向に進む」という考え方から，「グリーフはそれぞれのフェーズの間を行ったり来たり，あるいは同時進行的に経験されるものであり，その経験は人一人大きく異なるものである」という考え方に代わってきました．

　このようにして，グリーフを過度に単純化することは問題であるという理解は広くコンセンサスを得られてきているとしても，ステージ・モデル／フェーズ・モデルが提唱してきた，死別を経験した者たちの典型的な心の状態や変化の方向性を示したグリーフのプロセスは，グリーフの特徴を端的に捉えており，その点ではグリーフを理解する上でとても有用なものだといえます．

●グリーフワーク・モデル●

　先述のようにステージ・モデル／フェーズ・モデルでは，グリーフはオートマティックに訪れる受身的なものであり，通過すべきものと見なされていました．こうしたステージ・モデル／フェーズ・モデルに対する批判を背景に，「グリーフとは，時間と労力の必要な能動的な作業であり，死別という現実に対する積極的な働きかけである」とするモデルが1980年代から提唱されるようになってきました．

　このモデルは，Freudが提唱した，グリーフ・ワーク（モーニング・ワーク）の概念に近いことから「グリーフワーク・モデル」と呼ばれます．つまり，グリーフワークとは，死別後の苦しい状態から適応へ向かう作業と言えます．作業といっても「to do リスト」のようなものがあるわけではなく，死別という現実に向き合い，自分なりの考え方や行動の仕方を新しい世界へ

の適応に向けて少しずつ変えていくというものです．

　グリーフワークを通じて，死別前の状態に回復したり，死別を乗り越えたりできるものではないとしても，故人のいない新しい世界で何とか生きていくために工夫していくことだとも言えます．

　ステージ・モデル／フェーズ・モデルでは，グリーフのプロセスは自動的に通過するものであり，周りのものはもちろん，自分自身も，そのプロセスに干渉することができないと見なされています．それに対して，グリーフワーク・モデルでは，グリーフのプロセスは必ずしもオートマティックなものではなく，死別を経験した者に自らそのプロセスに対して積極的に取り組める何かがあるという希望を与えるとともに，周りのものにも介入すべき役割を与えるものであるとされています．

　そして，グリーフワーク・モデルの考え方では，「グリーフという複雑な現象を枠にはめて単純化するのではなく，なるべくありのまま正確に捉え，その個別性を尊重すること」，「無力感，絶望，抑えられない感情といったものも，死者に対する能動的な反応であることを踏まえて対応すること」，「ケアを提供するものに対して適切な介入のための助言を提供すること」などが強調されてきました．

　こうしたグリーフワークの理解に大きな影響を与えた研究者の1人がWordenです．Wordenは，グリーフを「状態」ではなく「過程」と見なして，「人は死別にうまく適応するために，心の反応を通じてワークを行う必要がある」と提唱しました．

　そのような行動をとらなければならないということは，一見，急性期のグリーフの中にいる人にとっては過酷なことのようにも見えますが，「誰かの助けがあれば，何か可能なことがある，乗り切る方法がある」という希望を与えることもできます．これは多くの死別者が経験するといわれる「無力感，孤立感」を和らげる大きな力となりうるとしています．

　Wordenは，グリーフは4つの互いにオーバーラップするタスク（課題）によって構成されていて，それら4つのタスク（Tasks of mourning）をこなしていくことを提唱しました．

> **Wordenが提唱した4つのタスク**
> タスク1：喪失の現実を受け入れる
> タスク2：心の痛みを経験する
> タスク3：故人のいない環境に適合する
> タスク4：故人の居場所を移して生活する

　これらの一連のプロセスは，フェーズ・モデルの各フェーズと対応していて，タスクの間を行ったり来たりしながらこなしていくという考え方です．タスクがうまく完了できなければ「異常なグリーフ」と見なされることになります．

　Wordenの4つのタスクを筆頭に，近年ではNeimeyerによる5つの課題（喪失の現実を受け入れる，痛みを解放する，見込み違いだった自己の想定とその世界を改定する，喪失した愛情関係を再構築する，新たの自己の創造）など，グリーフワークに求められる課題も様々なものが提唱されています．

　Attigの言葉を借りると，グリーフワークとは最終的に「世界を新たに学びなおすこと」であり，愛すべきものがいない世界で「自分自身について学びなおすこと」と「故人との関係について学びなおすこと」だと言えます．

　このように，グリーフワーク・モデルは，グリーフワークという主体的，能動的な作業によって新しい世界に適応することを重視する理論となっています．

●デュアル・プロセス・モデル●

　ステージ・モデル／フェーズ・モデルからグリーフワーク・モデルへと主流が移り，グリーフへの積極的な関わりが重視される中で，1990年代に入り，新しい理論が脚光を浴び始めました．

　Stroebeは，Freud以来の「適切な死別とは死者と死別経験者のつながりを断つこと」とする考え方に疑問を投げかけ，19世紀のイギリスの文学などによる歴史的な考察を通じてこの理論が必ずしも正統性がないことを主張しました．

　つまり，20世紀になって合理性が重要視されるようになり，グリーフに

おいても正しく元通りに回復することが望ましいとされるようになってきました．その結果として，ケア提供者も「死別者は故人への愛着を断ち切らなければならない」とする考え方に追随するものとなり，愛着が断ち切れないのは問題であり治療が必要である，と見なされるようになってきたことを問題視したのです．

Stroebeにとって，グリーフワークとはFreudが言うところの「故人との決別に向けた作業」ではなく，「故人」や「喪失の経験」そして「現実に生きなければならない世界」について，新しい自分なりの考え方，過ごし方を再構築するものであると主張しています．

こうしてStroebeらはデュアル・プロセス・モデル（Dual process model）と呼ばれる新しい理論を提唱しました．これまでのモデルは「グリーフと向き合うこと」のみに焦点があてられていましたが，デュアル・プロセス・モデルでは，死別を経験した人たちは「グリーフとの直面：故人のことを想う，責める，思い出に浸る，感情を表出するなど」と「グリーフからの逃避：日常の生活をうまく営むために気を紛らわそうとする，忙しくして悲しみから開放される時間を作ろうとする，思い出を押さえ込む，感情を抑制するなど」の間を揺れ動きながら日々の折り合いをつけていることを重視します．

日常生活は否が応でも故人を思い出させるものがあふれていますので，折り合いをつけるために2つのコーピング・スタイルの間を揺れ動いているのだと理解されています．こうして，喪失を直視するだけではなく，喪失から距離を置いて生活の回復を重視することで，生活を維持し，新たな自分を築くことが可能になるという側面を強調しました．

このような振幅ある心の動きを，Stroebeらは「**喪失に基づくコーピングと回復に基づくコーピング（loss-oriented coping and restoration-oriented coping）**」と表現しています．どちらのコーピング・スタイルがどの程度優勢となるかは個別の状況や性別，文化的背景などによって影響を受けます．

死別後間もない人は「喪失に基づくコーピング」がはるかに優勢となりがちですが，日常生活を暮らすために「回復に基づくコーピング」も徐々に必要となります．また，子どもを亡くした夫婦を比較すると，母親は「喪失に

基づくコーピング」が優位になりやすく，父親は「回復に基づくコーピング」が優位になりやすいことも指摘されています．これは一般に，母親の方が気持ちを表出する機会を求めやすく，父親の方が仕事などに没頭することで一時的にグリーフから距離を置く傾向があるという特徴をうまく説明しています．

　このように2つのコーピングのバランスは状況によって様々なのが特徴です．このモデルでは，2つのコーピングのバランスが，極端に喪失に傾いたり（グリーフの慢性化），回復に傾いたり（グリーフの不在）すると困難に直面する，あるいは病的な状態になるとされています．

　Stroebeの言葉に戻ります．「グリーフには様々なゴールが用意されていてよいし，色々な感じ方があってよい，一連のステージを設定する必要はない．喪失への反応として様々な表現と行動の形があってよいのです」．

● 継続する絆・モデル ●

　Stroebeらによって「故人との関係を断ち切ることが正常のグリーフというわけではない」ことが示され，死別を経験した人が故人との愛着を継続することは決して病的，例外的なことではないという理解が進められてきました．

　Klassらは，日本人が故人を弔う際の風習，心情などについて詳しく研究し，北米の文化と比較しながら日本人の故人との継続的なつながりについて紹介しています．例えば，日本では家に仏壇があり，毎日食べ物を供えたり，故人に話しかけたりすることが自然に施されていることなどに触れながら，死後も共に暮らしているような関係を継続していることに注目しました．まさしく，日本人の目からすると「故人との関係を断ち切る」というFreud的な考え方は，日本の伝統的な故人との関係性からは大きく異なります．「四十九日」「盆」「送り火」「彼岸」「法事」など「故人との関係性の継続」を大切にする例は枚挙にいとまがありません．

　このように，ほとんどの日本人にとって「故人との関係を断たなければならない」という理論が受け入れ難いことは確かですが，実は欧米の人たちの中でも異論は少なくないようです．愛着を断ち切ることをゴールと見なす考え方は配偶者の死を基に研究された結果から導き出されたものであり，少な

くとも他の関係に安易に適用すべきではないと Klass らは指摘しています．

　日本人の文化に刺激を受けた Klass らは，子どもを亡くした親や親を亡くした子どものグリーフの研究を通じて，愛着は捨て去られるものではなく，時間と共に関係が変化するのだということを示しました．このような Klass らの考え方は「Continuing Bond（継続する絆）」という新しいモデルとして脚光を浴びました．

　この「継続する絆・モデル」によると，大切な者との関係は，その人が実際に存在しようがそうでなかろうが，現実の生活の中で影響し続けます．Klass らは「残された者は心の中に故人の新しい居場所を見つける必要がある」と表現しています．

　これは，死別には「回復」や「終焉」といった明らかなエンド・ポイントはないことを意味するものであり，死別後の人生とうまく折り合いをつける，あるいは適応できるということは，必ずしも死別した者への愛着を断ち切ることに依拠するものではないことを示しています．

　子どもを亡くした遺族の方々が口にする言葉として「子どもを亡くした哀しみ，苦しみがなくなってほしいとは思いません．それは子どものことを忘れてしまうこと，子どもが心の中からいなくなってしまうことのように感じるからです」と表現されることがあります．まさしく，「愛着は捨て去られるものではない」ということなのだと思います．

　欧米のグリーフ理論の文脈では，「グリーフを通じて故人との関係を終了する」とする古典的な理論から「グリーフを通じて故人との新しい関係を構築する」とする新しい理論へのグリーフ理論の変遷が論じられていますが，日本人からすると文化に深く根付いた古くからの風習であり，「継続する絆」はまさに古くて新しい興味深い理論です．

Bowlby J. Processes of mourning. Int J psychoanal 1961; 42: 317-340
Freud S. Mourning and melancholia (1917)
Hindmarch C. On the Death of a Child. 2nd ed. Radcliffe Medical Press, Oxon. 2000
Klass D. Continuing Bonds in the Resolution of grief in Japan and North America. American Behavioral Scientist, 2001; 44(5): 742-763
Klass D, et al. Continuing Bonds: New Understandings of Grief. Taylor and Francis, Philadelphia. 1996
Parkes C, et al. Bereavement: Studies of Grief in Adult Life. Pelican, London. 1986
Stroebe M, et al. The dual process model of coping with bereavement: rationale and description. Death stud 1999; 23: 197-224
Worden JW. Grief Counseling and Grief Therapy, 3rd ed. Brunner-Routledge East Sussex. 2003
Zhang B, et al. Update on bereavement research: evidence-based guidelines for the diagnosis and treatment of complicated bereavement. J Palliat Med 2006; 9: 1188-1203
トーマス・アティッグ．死別の悲しみに向きあう．1998
ロバート・ニーメヤー．大切なものを失ったあなたに．2006

愛する者との死別（ビリーブメント）
28 子どもを亡くした遺族の「複雑なグリーフ」

複雑なグリーフとは

　愛する者との死別はその後の生活に大きな変化を生じさせます．なかでも，子どもを亡くした親のグリーフは他のグリーフと比較して，より激しく，長期間持続するとされています．おそらく，子どもの死は人間が経験することの中でも最もつらい出来事であると言っても過言ではないでしょう．

　そのため，子どもと死別した遺族は生活の様々な場面で困難を経験し，家族関係にも重大な影響を及ぼすことが稀ではなく，経済的な破綻（Dusselら，2011），がん（Fangら，2010），うつ病（Rosenbergら，2012）などの健康上の問題を生じやすいとされています．さらに自殺を含めた不自然な死亡（Liら，2003）や精神障害による入院（Liら，2005）のリスクが高くなることも指摘されています．

　このような問題に対して，愛する子どもを亡くした後の新しい生活への適応が著しく低下し，健康な社会生活を送ることに困難を有する人あるいはそのリスクの高い人を適切に同定し，適切な介入を施すことで，より良い生活への回復を促すことが望まれてきました．

介入すべき対象とは

　では，その介入すべき対象は誰なのか．ほとんどの親にとって，子どもの死は生きる意味を失う危機に瀕する出来事だとも言われています．その意味では確かに子どもを亡くした遺族は全て大きな問題を抱えていると見なして全員を治療対象とするべきであるという考え方もあるかもしれません．

　一方で，実際には多くの親は苦しみを抱えながらも徐々に新しい世界に適応していくことができており，専門家の介入をほとんど必要としません．子どもを亡くした遺族がつらくて苦しい気持ちを持つことは，至極理解可能な

反応であり，過度に病的な状態と見なされることによって不適切な扱いを受けたり，根拠の乏しい治療が施されたりすることは避けるべきでしょう．

正常ではないグリーフの選別

そこで，これまで検討されてきたのが，「正常なグリーフ」と「正常ではないグリーフ」を選別してその程度や内容に応じて適切な介入を図ろうという戦略です．この「正常ではないグリーフ」はこれまで，「異常なグリーフ（abnormal grief）」「病的なグリーフ（pathological grief）」「遷延したグリーフ（prolonged grief）」「複雑なグリーフ（complicated grief）」など様々な名称で呼ばれ，その解釈も研究者によって様々な状況でしたが，最近は「**複雑なグリーフ**」が主流になってきています．

ただ，「複雑なグリーフ」の診断基準やその扱いが明確に定まっているわけではありません．近年，アメリカ精神医学会の診断マニュアル（DSM）においては「持続性複雑性死別障害」という名称での疾病概念化も模索されつつありますが，エビデンスが乏しく，過度な疾病化には反論も少なくないため，コンセンサスは得られていないのが現状のようです．

複雑なグリーフの特徴

このように，複雑なグリーフが「精神障害（疾患）なのか」，「診断基準はどうあるべきか」，といった問題についてコンセンサスは得られていないものの，「複雑なグリーフ」の典型的な特徴，リスク・ファクター，予防的介入の在り方などについて様々な検討がなされ理解が進んできています．

Zhangらのレビューでは，「複雑なグリーフ」の特徴として，故人のことを激しく思慕・切望する気持ちで心が占められ，それ以外は心が空虚な状態が持続していることの重要性が示されています（Zhangら，2006）．

死別後には，「うつ病」，「心的外傷後ストレス障害（PTSD）」，「不安障害」などの精神障害が二次的に生じたり元々の持病が悪化したりすることもあり，「複雑化したグリーフ」との鑑別やオーバーラップが問題となることもありますが（Simonら，2007），先に示した「故人への強い思慕の感情に心が支配され他のことが手につかない状態」が長期間続くことは他の精神障害とは異なる「複雑なグリーフ」の大きな特徴の1つと言えるでしょう．

では，長期間とはどれぐらいの長さなのかというと，見解は様々ですが特徴的な激しい症状が概ね6ヵ月以上続き新しい生活に適応できていない場合には注意が必要だといわれています．なぜ6ヵ月なのかというと，死別後間もない時期に先のような心理状態に陥ることや，さらに不眠，食指不振などの身体症状を認めることは多くの遺族に認めます．たとえ激しい反応や症状が一時的に生じていたとしても，その多くは正常なもので自然に回復が得られます．

　そのため，あまり早くに「複雑なグリーフ」と診断してしまうと，多数の正常な反応の人たちに対して，「病的」「要治療」といったレッテルを張ることになり，不適切な扱いをしてしまうことになりかねません．診断が遅くなることで治療的介入が必要な人が見過ごされることも問題ですが一方で，拙速に診断され不要な治療を長期にわたって施されることも大きな問題があります．そのため，長期にわたって症状が持続していることが「複雑なグリーフ」の基本的な特徴と捉え，様々なデータも踏まえて6ヵ月を目安として設定しているようです．

　過度の疾病化という点で，もう1つ注意する必要があるのは，改訂されたDSM-5では「大うつ病（Major Depressive Disorder）」の除外項目から「死別反応」が除かれたことです．DSMでは，基準となる症状が2週間以上続けば大うつ病と診断されることになっていますが，死別の2週間後につらくて落ち込んでいるのは普通の心理反応であり，このDSMの大うつ病の診断基準を満たす人は少なくないでしょう．

　死別後早期には「複雑なグリーフ」だと診断されなかったとしても，多くの自然に回復しうる遺族が，死別のわずか2週間後に「大うつ病」と診断され，本来不要な治療的介入に導かれる可能性が新たに懸念されています．

　なお，6ヵ月以上にわたり複雑なグリーフが続いている人たちがその後どうなるのか転帰を調べた調査によると，複雑ではないグリーフの人たちに比べて，がん，心疾患などの身体的な問題，うつ病や自殺などの精神的な問題をもたらすリスクが高いことが示されています．特にうつ病を発症するリスクが高いようです．また，喫煙やアルコール摂取などの生活習慣の変化をはじめ，生活上の問題にも大きな影響を与えることが知られています（Pringersonら，1997）．

複雑なグリーフのリスク・ファクター

　子どもを亡くした親はグリーフが複雑化するリスクが高いことは様々な臨床経験や研究から指摘されていますが,「複雑なグリーフ」を生じやすい遺族の特徴（リスク・ファクター）にはどのようなものがあるのでしょうか.

　様々な研究から複雑なグリーフを引き起こしやすい4つのリスク・ファクターが示されており, Worden はさらに子どもを亡くした家族に関する研究を通じて5つ目のファクターとして「家族の要因」を加えることを提案しています（表1）. グリーフは個別な現象として捉えられることが多く, 家族内のダイナミクスは軽視されがちです.

　実際には, 家族の間で死別についての意味の解釈や実際のコーピング・スタイルが異なることは少なくありません. それがグリーフの在り方にも影響することは避けられません. 特に家族間の関係性が不安定な場合や, 価値観が大きく異なる場合には適応が困難になることが予想されます. 逆に, コミュニケーションが良好で, お互いの価値観を尊重し合える関係性であれば, 死別後の生活への適応が促進されることにもつながりうるでしょう.

　このようにみてみると, 子どもを亡くした親やきょうだいは,「複雑なグリーフ」のリスク・ファクターに満ちていることがわかります. ただ, これ

表1 複雑なグリーフのリスク・ファクター

死別した人との関係性
　例：アンビバレンス, 高度の依存, 強い愛着形成
死にまつわる周囲の状況
　例：予期しない死, 遺体が無い, 死因がはっきりしない, 自殺, 他殺
社会的要因
　例：社会的孤立, 経済的困窮, 訴訟
個人的要因
　例：過去の困難な死別の経験, 精神障害（あるいは既往）, ストレス耐性が低い
家族（遺族）の要因
　例：家族内で高度の依存や衝突がある場合, 家族内での互いのサポートや気持ちの分かち合いに欠ける場合, アルコール中毒などの異常なコーピングに依存する家族がいる場合など

らのリスク・ファクターについてはまだ十分に検証されているわけではありません．あくまでもこのような背景因子を持つ場合に，より注意を要するだろうという目安として理解していただくのがいいと思います．

また，複雑なグリーフが愛着障害と関連することを示すものとして，小児期に虐待・ネグレクトの既往がある人は複雑なグリーフのリスクが高くなるとの指摘もありますが，現実的には本人からその情報を得るのは容易ではないかもしれません．

複雑なグリーフの治療

複雑なグリーフの「症状」に対する薬物療法としては抗うつ薬などが検討されていますが今のところエビデンスは明らかではありません．一方，死別に伴って二次的に発症したうつ病などの精神障害の症状については，複雑なグリーフとオーバーラップしている場合においても，各々の治療を行うことで効果が期待できます．ただ，先述のように，大うつ病の過剰診断には注意が必要かもしれません．

複雑なグリーフに対する一般的な心理療法の効果は明らかではありませんが，複雑なグリーフに特化した認知行動療法では，Shear らの開発した，複数のアプローチを複合した治療法（Complicated Grief Treatment）など，有効性が示されている報告も散見されます．ただ，これらが標準的な治療法として確立しうるかどうかはこれからの課題でしょう．また，グリーフをトラウマとして治療する暴露療法も試されていますが，よりトラウマ的な死別については効果があるとしても，複雑なグリーフ一般に敷衍しうるかどうかはさらに検討が必要と思われます．

このように，複雑なグリーフの諸症状を軽減するための治療については心理療法や薬物療法など様々な取り組みが検討されているものの，現状において効果が期待できる治療に関するエビデンスは限られています．さらに，専門家による治療体制が整備されていない中で，しかも大半の遺族は自然に回復しうることも考えると，積極的に専門的な治療的介入が図られるのは症状が激しく，著明に生活への適応が損なわれているケースに限られるのが現状でしょう．

複雑なグリーフの予防

　現在のところ，複雑なグリーフの治療的介入に限界があることを考慮すると，「予防は治療に勝る」と言われるように，予防的介入によって，グリーフの複雑化，様々な精神障害の発症，社会生活の破綻，ひいては自殺などによる早期の死亡を防ぐことも重要な課題となります．

死に対する心の準備

　複雑化を予防する効果が期待できるものの1つとして，患者さんが死亡する前のケアが挙げられます．死に対する心の準備ができていないことと複雑なグリーフとの相関が指摘されており（Barryら，2002），死を看取るまでの過ごし方に対する後悔が大きいとうつ病の発症やグリーフが複雑化しやすいことも指摘されています（Hebertら，2006）．事故死などの突然な死の場合には生前の介入は難しいですが，緩和ケアの対象となる病気の患者さんにおいては死の可能性をあらかじめ予測できることが少なくありません．

　死が近づいてきた時にはタイミングを逸することなく，病状や今後の見通しについて家族と正確に共有し（しばしば，医療者と家族の間で予想以上に予後の見通しが大きく異なっていることがあります），残された時間をどこでどのように過ごすのが望ましいのかなど家族と丁寧に検討しながら，患者さんと家族の希望する暮らしをサポートすることは，安心感，満足感，連帯感の強化につながり，死に向けた心の準備も自ら促されます．それは結果として，患者さんを亡くした後の家族のグリーフにも大きく影響すると考えられています．

医療者の対応（死別直後）

　死別直後の医療者の対応も大切です．死別直後は，家族はまだ死という現実を受け入れきれていないことも多く（医学的な事実は理解できても），ふと，ただぐっすり眠っているだけのように思えたりもします．このような時期には，医療者は死後の処置の際などにも，生きているかのように声をかける，体を扱うなど，家族の気持ちに配慮することが大切です．

　死後のケアに一緒に参加してもらうよう促してみるのもいいでしょう．体

をきれいにしたり，死化粧を施したりといった作業を通じて，患者さんを慈しむ気持ちを家族と共有しながら，患者さんと家族の闘病をねぎらうことは，家族にとって医療者との絆を感じることができ，孤独感の軽減にもつながります．そして，徐々に体が冷たくなり，硬くなる様子を直に感じながら死の過程を自然と受け止めることが促されることもあると思われます．

家族が故人の闘病の経緯や死因について納得できない点や理解が不十分なところがあるようであれば（後になって疑問などが出てくることも少なくありません），あらためて主治医から病状の説明や闘病の振り返りをさせてもらうことが可能なことを伝えます．そして，困った時や悩んだ時に相談できる体制や連携する団体があるのであれば，そのことを伝えておくことも大切です．「あなたは一人ではない」というメッセージを伝えることが孤立を予防することにつながります．

子どもを亡くした遺族へのサポート

子どもを亡くした遺族の人たちは，特に死別から間もない時期には，「なぜあの子は死ななければならなかったのか」「なぜ自分だけがこんな思いをしなければいけないのか」「なぜこんなつらい人生を生きなければいけないのか．生きる意味が見いだせない」といったスピリチュアルな苦悩を感じることが少なくないといいます．

ただ，遺族は必ずしも悲しみや苦悩を取り除きたいと思っているわけではなく，自分の大切な心の一部として持ち続けたいとも願っています．このようなときに，苦しみ，悲しみを心おきなく表出し，心から共感してもらえる存在や場所があることは遺族にとって大きな安心感につながることが少なくありません．とりわけ，同じ経験をした人の存在は，真っ暗な闇の中を漂う遺族にとって，かけがえのない一筋の光となることがあるようです．

このように死別を経験した遺族への周囲の様々な関わりや配慮はグリーフの複雑化を防ぐという点においても重要な役割があることが理解できます．ほんの半世紀少し前までは子どもの死は決して稀なものではなく，悲しみの経験を共有する者が回りに少なからず存在し，子どもを亡くした家族は大家族やコミュニティの中で自然と支えられてきました．

その後,幸いなことに先進国における子どもの死は極めて稀なものとなりましたが,その死の希少さゆえに,子どもを亡くした人々は孤立しやすくなっていると言えます.深い悲しみの中にある家族にとって身近に同じ経験を共有する人はほとんど存在しません.さらに核家族化,個人主義の発展によって,大家族やコミュニティによる互助の関係はもはやありふれた光景ではなくなりました.

このような社会的な機能が失われつつある現代においては,それに代わる社会的なサポート体制の構築が求められているといえるでしょう.そして,それは制度だけに依存して実現しうるものではなく,慈善活動や互助活動など様々な社会活動の発展が望まれます.

一例として,筆者が活動に関わっている,子どもを亡くした遺族による遺族支援チーム「ビリーブ」のリーフレットを紹介します.

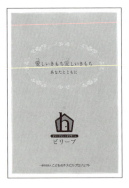

ビリーブのリーフレット

「もう会えないなんて,信じられない」
「なぜ私の子が・・・」
「何を信じ,何を見つめて生きていけばいいのかわからなくなりました」

子どもを失った多くの親たちが,つぶやいた言葉です.最愛のわが子との別れは,身動きできなくなるほどのこと.

何でもないことで涙が溢れ出たり,普通にできていたことができなくなったりするのも「ふつう」のことです.

「あのとき,こうしていれば
あそこで,あの選択をしなければ」

何度も,何度も,同じことを考えることも「ふつう」です.

いくつもの感情が入り混ざり,まるで今まで知らなかった自分と出遭うようなかんじ.

「わたしはいったいどうなってしまうんやろう・・・」

不安を感じておられるかもしれません．
はっきり言えることは，悲しみの感じ方も，行動の仕方もそれぞれだということです．
なぐさめや励ましの言葉にさえ，疲れ，傷つき，ぽつり立ち尽くしておられませんか．
悲しみに，一人で向き合わなければならないと思わないでください．
この大変なとき，私たちはあなたとあなたのご家族のお役に立ちたいと思っています．

「安心して語り合える仲間がいれば」
「じっと耳を傾けてくれる相手が，いてくれるなら」

そう思われた時，下記のアドレスにメールしてください．
こどものホスピスプロジェクトのビリーブメントチーム「ビリーブ」のスタッフは，全員子どもを失った経験をもち，こころのケアに関する一定の研修を受けた保護者たちです．

大阪府下にお住いの方を中心に，電話でお話しを伺ったり，お家を訪問させていただいたりしています．

連絡先　k-yamamoto@childrenshospice.jp
チームリーダー・山本貴美子

メールはお名前と連絡方法程度の簡単な内容でも結構です．
こちらから折り返しご連絡差し上げます．

きょうだいのグリーフ

　どんな小さな子どもにもグリーフは存在すると言われていますが，5歳を過ぎれば死についてかなりの理解が可能となり，死別による悲しみを感じるとされます．さらに，死別に直面した子どもは，悲しみを表出したかと思ったら，次の瞬間には楽しそうにゲームに没頭する，というような，デュアル・プロセスを高速で行き来するのも特徴と言えるでしょう．
　しばしば，きょうだいの喪失は独特な状況を引き起こします．罪悪感，アンビバレンス，否定といった感情を呈することもあるでしょう．一般に子ども達は周囲の注意・関心を引きたいものであり，しばしば病気の兄弟に注意が向けられることに心の中でさみしさ・ねたみを感じることがあります．小

さい子どもは，自分のそういった敵意や嫉妬，アンビバレンスがきょうだいの死を招いたと考える傾向があります（このような思考回路をマジカル・シンキングとも言います）．

このようなマジカル・シンキングをはじめ，何が起こったのかよくわからないまま混乱している場合がありますので，故人（きょうだい）の病気や死の経緯ついて分かりやすく説明してあげることが大切です．そして何より，死別の前に十分な時間を故人（きょうだい）と過ごし，お別れの心の準備ができていることが重要になります．

きょうだいを亡くした2，3年後の調査では，高い割合で，情緒的，行動的な問題があり，自尊心が低下していたことが指摘されています（Pettle Michaelら，1983）．幼少な児では，おねしょ，便秘，不眠といった身体症状の形でグリーフが出現することがあります．年長の児では，集中力の低下などの学習障害を引き起こすことも指摘されています．

親自身も愛する子どもを亡くしたばかりであり，きょうだいへのケアや配慮が十分に行える心理状態ではないことが少なくありません．親の心理状態を察して，自分自身の気持ちを表出することを抑えて我慢したり，無理をしてお利口に過ごすことを心がけたりすることも子どものグリーフに影響を与えます．

さらに，両親のきょうだいへの対応が問題となることもあります．きょうだいは，しばしば過保護になりやすく，時には亡くした子どもの代わりを求められたり，あるいは逆に距離を置くようになったりすることもあるとされています．

このように，死別を経験したきょうだいは様々な困難を生じることが分かっており，きょうだいと死別した子ども達へのサポートは重要な課題といえますが，実際には子ども達へのサポートのプログラムは大人以上にきちんと評価されていないのが現状です．情緒や行動あるいは精神的に問題がある子どもを同定する手法も，そのような子どもたちへの介入手法もまだ十分に確立していません．

専門的な治療的介入については今後の課題であるとしても，広く子どもの周囲の医療者やカウンセラーが実践しうることとしては，子どもが自分自身の感情（ネガティブなものやアンビバレントなものも含めて）を認識，表出

できる環境を作り，子どもが自分の心の中にある熾烈な感情と折り合いをつけるためのサポートが必要と言えるでしょう．

Barry LC, et al. Psychiatric disorders among bereaved persons: The role of perceived circumstances of death and preparedness for death. Am J Geriatr Psychiatry 2002; 10: 447-457

Dussel V, et al. Unmeasured costs of a child's death: perceived financial burden, work disruptions, and economic coping strategies used by American and Australian families who lost children to cancer. J Clin Oncol 2011; 29:1007-1013

Fang F, et al. Risk of infection-related cancers after the loss of a child: a follow-up study in Sweden. Cancer Res 2010; 71:116-122

Hebert RS, et al. Preparedness for the death of a loved one and mental health in bereaved caregivers of dementia patients: findings from the REACH study. J Palliat Med 2006; 9: 683-693

Li J, et al. Mortality in parents after death of a child in Denmark: a nationwide follow-up study. Lancet 2003; 361: 363-367

Li J, et al. Hospitalization for mental illness among parents after the death of a child. N Engl Med 2005; 352: 1190-1196

Pettle Michael SA, et al. Adjustment to the death of a sibling. Arch Dise Child 1986; 61: 278-283

Prigerson HG, et al. Traumatic grief as a risk factor for mental and physical morbidity. Am J Psychiatry 1997; 154: 616-623

Rosenberg AR, et al. Systematic review of psychosocial morbidities among bereaved parents of children with cancer. Pediatr Blood Cancer 2012; 58: 503-512

Simon NM, et al. Prevalence and correlates of psychiatric comorbidity in individuals with complicated grief. Compr Psychiatry 2007; 48: 395-399

Worden JW. Grief Counseling and Grief Therapy, 3rd ed. Brunner-Routledge East Sussex. 2003

Zhang B, et al. Update on bereavement research: evidence-based guidelines for the diagnosis and treatment of complicated bereavement. J Palliat Med 2006; 9: 1188-1203

小児緩和ケアの源流
3人の女性医師の功績

　小児緩和ケアの専門的な取り組みは1980年代から始まった比較的新しい領域です．もちろん，それまでにも広い意味で緩和ケアと呼ぶべき，死が避けられない子どもたちへの様々な献身的な取り組みが世界中で営まれてきたことは言を待ちません．一方で，小児緩和ケアを1つの専門領域として専門性を持った人材を配置し，専門的なサービスが提供されるようになったのはその頃からと言えるでしょう．

　このような比較的新しいサブスペシャリティである小児緩和ケアの源流を振り返ると，3人の女性医師の大きな功績を踏まえておくことが欠かせないでしょう．ここでは，シシリー・ソンダース，エリザベス・キューブラー＝ロス，アン・ゴールドマンの3人の女性の功績を振り返ってみたいと思います．

シシリー・ソンダース

　緩和ケアの歴史はシシリー・ソンダース（Dame Cicely Mary Strode Saunders, 1918-2005）の功績を抜きに語れません．（正確にはホスピス・ケアと言うべきかもしれません．「緩和ケア」という言葉は後にモントリオールのマウント医師によってホスピス・ケアに代わる言葉として提唱されものです．それはフランス語圏では「ホスピス」とは養老院のことであり，ホスピス・ケアと言うと異なった意味に受け取られるという事情があったともいわれています）．

　ソンダースは若いころオックスフォード大学で学んでいましたが，看護師になる夢を捨てきれず，看護学校に入り直しました．しかし，持病の腰痛が悪化して看護師として働くことを断念せざるを得なくなりました．患者さん

のそばで働きたい夢があった彼女は再びオックスフォードで学び直してアルマナー（現在のソーシャル・ワーカー）となりました．

　ソンダースはロンドンのセント・トーマス病院で末期がん患者さんを担当することになったのですが，そこでデイビッド・タスマという末期がん患者と恋に落ちます．彼と過ごした時間，そして死別は，彼女にとって死にゆく人へのケアについて深く考える機会となりました．そして彼女は末期患者のそばで働きたいという思いをその後，絶えることなく持ち続けたのです（タスマ氏から「僕は君の家の窓になりたい」といって遺贈された500ポンドは，のちのセント・クリストファー・ホスピス設立のきっかけにもなりました）．

　ちょうどそのころ，仕事の傍らボランティアで働いていたセント・ルーク・ホーム（St Luke's Home for the Dying Poor：カトリック教会が運営する施設で，修道女らが末期患者さんのお世話をしていました）では，麻薬を用いた鎮痛により痛みから解放されている患者さんたちを目の当たりにしました．当時，末期がん患者さんへの医療は，手術などの効果の乏しい過酷な治療を頑張るか，薬で鎮静されるのが一般的でした．このような状況を何とかしたいと思っていた彼女は，勤務する病院の医師から「君は医者になりなさい．患者を見捨てているのは他ならぬ医者なのだから．」と言葉を掛けられ，医師になることを決意したと言われています．

　39歳で医師になったソンダースはセント・ジョセフ・ホスピスで働き始め，セント・ルーク・ホームで知った麻薬による鎮痛を導入し，当時だれも手掛けていなかった末期がん患者の疼痛管理の研究に励みました．そこでの経験を踏まえて，ソンダースはついに長年の夢であった，末期患者さんのための専門施設セント・クリストファー・ホスピスを開設しました．

　これまでもアイルランド人のデーケンヘッドに端を発する，死にゆく人の療養場所であるホスピスは各地にありましたが，セント・クリストファー・ホスピスの取り組みはそれまでのホスピスとは一線を画するものでした．そこでは，科学的根拠に基づく疼痛緩和を中心とした全人的ケアを提供するだけでなく，ホスピス・ケアの教育，研究を行う学術的な施設として全く新しいスタイルの「ホスピス」を設立したのです．

　ここまで，ソンダースの足跡を少し細かくみてきたのは，彼女がいかにし

てかくも新たな地平に到達し得たのか，そのパラダイム・シフトの背景を踏まえておきたいと思ったからです．このように緩和ケアの黎明におけるソンダースの功績は計り知れませんが，あえて代表的な功績を簡単に振り返っておきましょう．

ソンダースの功績

疼痛管理の手法の開発

　ソンダースは，「人は痛みに苦しみながら死んでいくべきではない」という信念に基づいて，モルヒネを中心とした科学的根拠に基づく疼痛管理の手法を開発しました（のちにWHOの4原則となります）．それは，これまでほとんど医療的には見捨てられていた終末期の患者さんに最期まで提供するべき医療があるということを示した点からも意義深いものです．

「トータル・ケア」の概念の確立

　末期がん患者さんを一人の人間・人格者として扱い，その人たちの抱える苦痛を身体的な苦痛としてのみならず患者や家族の心理社会的な苦痛，スピリチュアルな苦痛も含めた全人的な苦痛としてケアする「トータル・ケア」の概念を確立しました．

チーム・アプローチの確立

　そして，「トータル・ケア」の実践のために多職種的なチーム・アプローチを確立したことが挙げられます．今でこそチーム・アプローチは当たり前ですが，この時代にこのような見識を持ちえたのは，彼女が看護師，ソーシャル・ワーカー，医師と様々な職種を経験し，さらに恋人の死を含めて様々な立場を経験するという経歴があったからこそかもしれません．

フリー・スタンディングな立場からの「ホスピス」活動

　それから，これはわが国ではあまり注目されていないかもしれませんが，ソンダースの大きな功績の1つと言えるのは，「ホスピス」の活動を病院で

はなく，公的医療制度や福祉制度に依拠しないフリー・スタンディング（制度から独立した自由な立場）の活動として取り組んだことでしょう．

　病院とは，疾患に対する治療を最も効果的，効率的に提供することが優先される施設であり，患者さんも，国民も，病院には何よりそれを期待します．そのため，疾患が患者さんに与える苦痛や苦悩，人間らしい尊厳ある暮らしの破綻といった課題への対応にリソースを優先することは病院にとって簡単なことではありません．また福祉制度は制度への過度の依存を避けるためにナショナル・ミニマム（劣等処遇の原則）に基づいて排他的な対応にならざるをえませんので，終末期の患者さんのQOLを高めるためのケアの充実を福祉制度に依存することは難しいでしょう．

　つまり，病院でもなく，福祉でもない自由な立場だったからこそ，真に患者さんのニーズに基づいた全人的なケアの実践を「ホスピス」という新しいフィールドにおいて自由に展開させることができたといっても過言ではありません．このようなホスピスのフリー・スタンディングなスタイルは，その後の「子どものホスピス」にも引き継がれていきます（▶▶31．子どものホスピスの項）．

　実は，ソンダースは当初，子どものホスピスの設立に反対していたと言われています．その理由は，「子どもは施設で死を迎えるべきではなく，できる限り家庭の中で死を迎えるべきである」との考えからだったようです．実際に，世界に広がった子どものホスピスは，「子どもが最後の時を過ごすための場所」としてだけでなく，むしろ子どもと家族の暮らしを支える第二の家としての役割を果たす場所として発展してきました．在宅ケアチームを持つホスピスも多く，小児の在宅ケアの推進にも大きく貢献しています．

　こうした状況もあり，英国では子どものホスピスの利用者の中でも最期をホスピスで迎える子どもは少数派（約2割）です．また，小児進行がんの子どもの8割近くは自宅で死を迎えています．ソンダースの思いをしっかりと受け継いでいると言えるでしょう．

エリザベス・キューブラー＝ロス

　シシリー・ソンダースの活躍と同時期に，緩和ケアの発展において重要な役割を果たしたもう1人の人物がエリザベス・キューブラー＝ロス（Elisabeth Kübler-Ross, 1926-2004）です．キューブラー＝ロスは，スイス出身でアメリカに渡った精神科医でした．

　彼女は，死期が近い患者さんたちへのインタビューを通じて，人間の死にゆくプロセスにおける心理の変遷を科学的に解明することに取り組み，1969年に「On Death and Dying（邦訳：死ぬ瞬間）」を出版しました（ちなみに，「死ぬ瞬間」という邦訳は原著とずいぶんニュアンスが異なりますが，なぜこのようなタイトルにしたのでしょうか）．それまで，医学，医療の領域において「死」を正面から取り上げることはほとんどありませんでしたので，彼女の著書は医療の現場のみならず，社会的にも大きなインパクトを与えました．

❺ 段階モデル

　キューブラー＝ロスの提唱した5段階モデルは，彼女の業績において最も有名なものと言えるでしょう．5段階モデルとはすなわち，死にゆく人たちはその事実を認知してから最終的に死を迎えるまで「希望」を持ちながらも，「否認と孤立（denial）」，「怒り（anger）」，「取引（bargaining）」，「抑うつ（depression）」，「受容（acceptance）」の5つの心理段階を経て死を迎えるとするものです．

　この5つの段階の中で特に「取引」という段階について，よく分からないという人もいるのではないでしょうか．キューブラー＝ロス自身もこの「取引」についてあまり詳しく説明していませんが，これは「神様との取引」を指しているようです．「死ななくても済むように」，あるいは「少しでも長く生きられるように」ということを神様と取引する段階ということです．日本人だと「神頼み」というのはあっても，「神様との取引」というのはイメージしにくいかもしれません．実は，この5段階モデルは後に多くの批判を

受けるのですが,その中の1つに,この「取引」というのは神学的な概念であり,精神医学の理論とはみなし難いという批判があります.

また,特に5段階モデルの中で批判が大きかったのは「受容」についてです.患者さんによって病気の受け入れは様々であるにもかかわらず,死を受け入れること,unfinished business（死を前にした未完の課題）を完了させることがケアのゴール（目標）として普遍化されることへの危惧の声は少なくありませんでした.死にゆく過程は人それぞれであり,過度に単純化,一般化すべきではないという意見が支配的になっています.

死の臨床,死の研究

ただ,彼女が提唱したセオリーの科学的な妥当性はさておき,ここで伝えておきたいのは,彼女は,（当時,医療においてほとんど関心を持たれていなかった）死にゆく人たちの言葉や経験の1つ1つに耳を傾け,彼らの心理を叙述・分析することを通じて,医療における「死の臨床」,「死の研究」のフィールドを開いたということです.

それは,誰にも避けがたく訪れる「死」というものをタブー視せず正面から捉え,「人間にとって死とは何か」,「死はいかにあるべきか」など,「死」について様々な視点から深く考える契機を多くの人たちに与えたことは確かでしょう.そして,医療者に対して,患者の死と向き合い,患者の経験や気持ちから学ぶことの大切さを啓発しました.それは「死生学」や「デス・エデュケーション」の嚆矢となり,緩和ケアの実践を通じて死の理解を深め広げようとする人たちの精神的な牽引力ともなりました.その点においてキューブラー＝ロスのパイオニアとしての功績は色あせるものではありません.

キューブラー＝ロスは子どもを専門とする精神科医だったこともあり,子どもの死についても多くの著述を残しています.代表的なものとして,「On Children and Death（邦訳：新・死ぬ瞬間）」,「Living With Death and Dying（邦訳：死ぬ瞬間の子供たち）」などがあります.「A letter to a child with cancer（邦訳：ダギーへの手紙）」は9歳の脳腫瘍の男の子ダギーからの死に関する質問に応えた手紙で,わが国でもアグネス・チャン訳

の絵本としてよく知られています．

　これらの著書は，医学書としてというより，子どもの死について深く考える機会を与え，子どもの死に関するスピリチュアルな理解を助ける著書（キリスト教的な死生観が色濃く反映されています）として新たな領域を開いたと言えるでしょう．

アン・ゴールドマン

　英国における小児緩和ケアの取り組みは 1980 年代に 2 つの領域から始まりました．1 つは世界最初の子どものホスピス「ヘレンハウス」に始まる子どものホスピスの活動です（▶▶31．子どものホスピスの項）．子どものホスピスは，どちらかというと「がん以外」の子どもたちのレスパイト・ケアを中心に発展してきました．そしてもう 1 つの領域が，小児医療施設における小児がん終末期の子どもたちへの緩和ケア・サービスの提供です．

　1980 年代から小児がん治療施設（22 施設に集約されていた）には小児がんアウトリーチ看護師（Paediatric Oncology Outreach Nurse Specialist: POONS）が配置され，診断時から，治療中，そして何より終末期において地域と連携した在宅での緩和ケアの提供に大きな役割を果たすようになってきました（▶▶30．在宅ケアの項）．

　こうした中，小児がんを専門とする小児科医だったアン・ゴールドマン（Ann Goldman）は，小児がんの子どもたちへの治療に励みながら，治癒が目指せない子どもたちにも熱心にケアを施していましたが，それが構造化されたものではないことに問題を感じていました．特に，自宅で子どもをケアする家族のために専門家の関与の必要性を感じていました．

　こうした課題を解決するために，ゴールドマンは緩和ケアに特化して取り組む人材による緩和ケアチームの必要性を先輩たちに訴えました．彼らは，「活動資金を調達できるのであれば喜んで君の取り組みを応援しよう」との条件付きで彼女のアイデアを支持しました．

　1 年がかりで慈善団体からの資金提供を得たゴールドマンは POON 2 名と共に，世界で最初の専門的小児緩和ケアチームをロンドンの子ども病院

(Great Ormond Street Hospital: GOSH)に発足しました．1986年のことです．

　ちなみに，このチームは"Symptom Care Team"と名づけられ，「緩和ケア」という言葉を用いられていませんでした．もちろん，その名の通り「症状緩和」のみをしていたわけでなく，様々な緩和ケアを実践していました．ただ，「緩和ケア」という言葉が与えるネガティブなイメージを考慮してのことだったのでしょう．20年の歴史を経て2007年に「緩和ケアチーム」に名称を変更しました．

小児医療における緩和ケアの専門性の確立

　この緩和ケアチームは，入院中の子どもについては病棟ラウンド，病棟ミーティングなどを通じて症状緩和，心理社会的なケアについて直接的な介入やコンサルテーションに対応を始めました．さらに，院内のみならず，地域のプライマリ・ケア・チームとも連携して専門的緩和ケアの実践を開始しました．

　子どもが退院すると，自宅を訪問し，登校する学校に出向きました．担当のGPや地域の看護師，そして地域の病院と連携を取りながら，地域との間でケア・プランを共有し，24時間，365日いつでも緩和ケアに関するコンサルテーションを家族からも医療者からも受けられる体制を作り，地域のスタッフとの定期的なミーティング，協働訪問を行っていきました．

　その結果，1980年代初頭には19％だった小児がんの在宅死亡率が，1980年代末には75％までわずか数年で上昇した事実は，このチームの役割を端的に表しています（Abu-Saad, 2001）．つまり，いつでもどこでも適切な緩和ケアが提供されるためには，専門的な小児緩和ケアのコンサルテーションの範囲を院内のみならず，広域の医療機関，地域医療との連携にまで広げることが大切であることが分かります．

　こうしたGOSHの小児緩和ケアチームによる先駆的な活動は，欧米の中核的な三次小児医療施設を中心に病院での緩和ケアチーム（hospital-based palliative care team）の発展に広く影響を与えてきました．とりわけ，小児医療における緩和ケアの専門性の確立は，ゴールドマンの功績抜きには語れ

ません.

　アン・ゴールドマンの言葉を紹介しておきます.
　「緩和ケアは一人の人間の力によって成り立つものではありません.チームでの取り組みがとても重要であり,チーム以外の様々な人たちとの共同の取り組みに他なりません.」

　彼女が取り組んできた実践そのものです.

Abu-Saad HH: Models of Palliative Care for Children. In: Evidence-Based Palliative Care. Blackwell, Baltimore, pp25-36, 2001
Elisabeth Kübler-Ross. On Death and Dying, Macmillan, NY, 1969
Goldman A, et al. Integrating palliative and curative approaches in the care of children with life-threatening illnesses. J Pallliat Med 2000; 3: 353-359

英国の小児緩和ケア・よもやま話

在宅ケアを支える人たち

　英国は世界に先駆けて在宅ケアのシステムを発展させてきました．近年では，経済誌「エコノミスト」誌上で「世界で最も幸せに死を迎えられる国」と評価されていることからもわかるように，質の高い緩和ケアが地域の中で広く普及するに至っています（ちなみに日本は14位でした）．

　小児についても，地域のプライマリ・ケア・チームが小児医療機関と連携しながら充実した在宅ケアのシステムが構築されています．ここでは英国の在宅ケアを支える人たちの取り組み，特に小児訪問看護チームの活動を中心に紹介したいと思います．

一般医（GP）の働き

　地域における小児のプライマリ・ケアは，成人と同じく基本的に一般医（General Practitioner: GP）を中心としたプライマリ・ケア・チームによって提供されています．

　GPとは，地域の中でプライマリ・ケアを提供することを専門とする医師であり，一見，日本の開業医とよく似ていますが，制度上いくつかの点で性格が大きく異なっています．

　第一に，英国では住民は全て誰か1人のGPに登録することになっていて，医療を必要とする場合は登録しているGPを受診する必要があるということです．病院を受診したくても，救急を除いて，GPの紹介なく病院を受診することはできないシステムになっています．

　このようにGPは「かかりつけ医」として，登録している住民の健康，あるいは病気に対して一義的な責任を有していますので，全ての相談や診療について最初に引き受けなければなりません．もちろん，「小児は専門外です」などといって診療を拒否することはできません．

登録住民が最初に受診するのは，小児であっても，高齢者であっても，産婦人科に関することでも GP が窓口となります．地域の中には小児科医（Community Paediatrician）も存在しますが，プライマリ・ケア・チームでは対応が難しい専門的な領域を担うのが普通であり，わが国の小児科開業医のように小児のプライマリ・ケア全般を診療することは一般的ではありません．

　そして，登録している住民が訪問診療，往診の必要があれば，それに応じるのも GP の役割です．したがって，英国では「訪問診療をしてくれる医師を探す」必要はありません．そのためわが国のような訪問診療に特化した医師や診療所は基本的に存在しません．

　診療報酬の在り方も日本とは大きく異なっています．GP の報酬は人頭報酬制（登録している住民の数によって報酬が決まる）になっており，原則的に出来高ではありません（一部，出来高の報酬システムもありますが，ここでは詳細は省きます）．GP の診療は公的サービスとして無料で受けられます．

　つまり GP 制度は，病気をみるだけではなく，人を診ることを基本理念としているということを表しており，受診患者の診療のみでなく，本来は予防活動も含めた登録住民の健康管理全般について取り組むことが求められているということです．

　現在，多くの GP は数人でグループ診療の形態をとっています．さらに，訪問看護師，保健師，各種療法士など多職種と共に，1 つの診療所（Health centre や Surgery と呼ばれます）でプライマリ・ケア・チームを構成するのが一般的です．

　在宅ケアを実践する上で重要なことの 1 つは，在宅ケアを必要とする患者さんが現れた時に，直ちに誰がどのような役割を持って対応するのか明確にされていることだと思います．その点において，地域医療を担うプライマリ・ケア・チームが「自分たちの地域の患者の問題は，すなわち自分たちの問題である」という職務上の理念と制度的な責任を常に求められていることが，英国で在宅ケアを発展させる大きな原動力の 1 つになっていることが分かります．

訪問看護システムの歴史

　英国における訪問看護システムの歴史は19世紀にさかのぼります．ウィリアム・ラスボーン6世（William Rathbone VI）はリバプール随一の名家の生まれで貿易商を営む篤志家でした．

　ラスボーンは妻を自宅で看病し，看取った時に受けた訪問看護師による手厚いケアに感銘を受け，このようなサービスが貧富の差なく誰でも受けられるように訪問看護システムを構築する必要性を強く感じました．当時，裕福な人たちは住み込みの看護師を雇って自宅で看護をしてもらっていましたが，当然ながら，貧しい人たちは訪問看護師を雇うことはできませんでした．

　ラスボーンはこのような世の中の状況を問題と考え，ナイチンゲールの助言も受けながら，1860年代に世界で初めて訪問看護師の養成学校と訪問看護師による組織的な活動のシステム構築を行ったのです（なお，訪問看護師は英語で"DN（district nurse，地区看護師）"と呼びます）．当時，リバプールは奴隷貿易によって繁栄を極めていましたが，ラスボーンは奴隷反対運動にも熱心でした．

　ラスボーンが構築した訪問看護システムは瞬く間にイギリス全土に広がり，大人から子どもまで訪問看護チームが地域の中で訪問看護活動を展開していくことになりました．そして，1948年，イギリスの医療が国民保健サービス（NHS）という公的サービスに一元化（国有化）されることになった際に，この訪問看護師たちの活動も公的サービスとして無料で行われるようになったのです．

　もともと，訪問看護チームとGPはバラバラで働いていたのですが，1960年代頃から地域医療をGPと訪問看護師が一体的に取り組むことを目的として，保健師など他の職種も含めて同じオフィス内で共に働くようになってきました（これをアタッチメント・スキームと呼びます）．

　こうして多職種のスタッフがひとつ屋根の下で取り組むようになり，チーム内の円滑な連携が図られているのが英国のプライマリ・ケアの特徴と言えるでしょう．

小児訪問看護チームの歴史

1852年，チャールズ・ウェスト（Charles West）という小児科医によってイギリスで最初の小児専門病院「The Hospital for Sick Children」がロンドンのグレート・オーモンド・ストリートに開設されました（英国を代表する小児医療センターとして知られる，現在のGreat Ormond Street Hospital: GOSHのことです）．

そこでは開設時から「小児専門看護師として，個人宅できちんと働けるようにトレーニングを行うこと」が主たる目的の1つとして掲げられており，1888年に小児専門の訪問看護チームが結成されました．公的な記録としては，世界で最初の小児専門にトレーニングを受けた小児訪問看護師（Community Children's Nurse: CCN）による小児訪問看護チームと言われています．ただし，当時は「訪問」というより，短期間（数日から一週間程度）「住み込み」でケアしていたことが多かったようです（Sideyら，2005）．

余談

「ピーターパン」の作者J・M・バリーはGOSHの理念と実践に賛同し，1929年にピーターパンから得られる著作権料を全てGOSHに寄付することにしました．当時は著作者の死後50年間は著作権が認められていましたが，1987年に著作権が失効するにあたり，英国議会は特別に，以後永久にピーターパンに関する使用料をGOSHが得られることにしました．これはイギリスで永久著作権が認められた唯一の例として「ピーターパン法」と呼ばれています．

しかし，その後，CCNのサービスはDNのように広く普及するには至りませんでした．そうした中，1959年に保健省は「病院における子どもの福利（Platt Report）」の中で，「慣れ親しんだ家族との生活を奪われ，病院という歪な環境の中に置かれた子どもの心理的な悪影響」について指摘し，「可能な限り子どもの入院を避けるように」との勧告を出しました．

さらに1976年には保健省大臣諮問委員会から「CCNによる訪問看護サービスの発展」を呼びかける勧告（Court Report）が出されるなど，小

図1 イギリスのCCNチーム数の年次推移

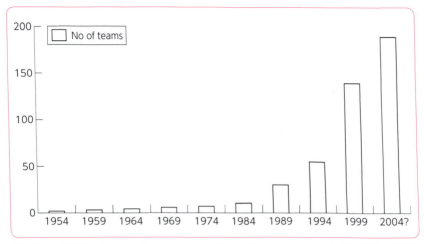

(Whiting M. The future of community children's nursing. Arch Dis Child 2004; 89:987-988)

児の在宅ケアの普及，質の向上は政策的にも課題となっていました．1980年代に入り，次第に「子どもの権利」への関心が社会的に高まる中で，CCNの役割に対する認識が高まり始め，急速にCCNチームが全国に発足するようになってきました（図1）．

入院を避けたい国営医療（NHS）の事情

1990年代に入って小児の在宅ケアが急速に普及していった理由は，もちろん子どもがなるべく家族と共に社会の中で暮らせることを目指してのことではあるのですが，それとは別に公的医療サービスであるNHS（National Health Service）を運営する行政当局にとって焦眉の課題となっていたのが，病院運営上の現実的な問題でした．

「原則無料」の国営医療は平等な医療を経済的な負担なく国民に提供する上では理想的な制度と言えますが，一方で社会主義的な制度は経済的なインセンティブが生じないため，競争原理を欠く病院では入院や手術の待機時間が著しく長くなっていました．

解決策として当時のサッチャー首相（保守党）が1991年に導入したのが内部市場原理に基づくシステム（purchaser provider system）でした．「provider（売り手）」である病院が「purchaser（買い手）」であるGPからサービスを購入してもらうという市場原理を働かせることで，病院は対費用効果の高い運営を実現しなければならなくなったのです．
　「GPからサービスを購入してもらえない」ということは，病院は収益を得られないということであり，患者さんをその病院に紹介してもらえないということでもあります．先述のように，英国では原則としてGPからの紹介なく直接病院を受診することも，入院することもできません．そのため，病院にとって効率的な病院運営は死活問題となっていたのです．
　このような制度上の要請もあり，入院期間を短縮し不要な入院を避けることによって病院経営の効率化を図ることが不可欠になってきたという事情が，地域の訪問サービスの普及に向けて拍車をかけたと言えるでしょう．

地域格差の是正

　このような病院側の経営努力の影響もあり，急速に小児の在宅ケアが展開されるにつれて次第に地域格差が問題となってきました．1997年に国会下院医療委員会は「CCNサービスがカバーしているのは国全体の半分以下であり，24時間のアクセスが可能なのは10％に満たない」と報告し，「成人は全て訪問看護を受けることができるにもかかわらず，小児において小児訪問看護師のサービスに地域間格差が存在している現状は望ましくない」と勧告を出しました（Health committee, 1997）．
　ちょうどその頃，政権が保守党からブレア首相率いる労働党に移りました．ブレア首相は，保守党時代の市場主義政策（いわゆるサッチャリズム）によって生じたサービス格差を是正するために，市場の効率性を維持しつつ公平・公正を確保することに主眼を置いた，「第三の道」を目指す医療政策を掲げました．その一環としてNational Service Framework（NSF）とよばれる医療10ヵ年計画が出され，小児医療についても「Children's NSF」の中で勧告が出されました（Department of Health, 2004）．
　その中で，「全ての地域においてニーズにあったCCNチームを利用でき

るようプライマリ・ケア・トラスト（PCT）は保障しなければならず，そのサービスは地域によらず平等なものでなければならない．」と示されました（「プライマリ・ケア・トラスト」とは各地域において地域医療を運営する公的組織で，病院以外の地域医療を掌握していましたが，大きな改革があり 2013 年に PCT はなくなりました．現在は Clinical Commissioning Groups（CCGs）に引き継がれています．

こうした経緯を経て，現在では英国全体でほとんどの地域に CCN チームが配置されるようになっています．

小児訪問看護チームの活動

CCN チームの構成や規模，活動内容はチームによって様々です．一般的には，自宅や学校，保育所など病院外の場所で小児への看護を行います．特に，急性疾患の退院後フォロー（術後管理，抗生剤投与など）を積極的に行うことは，日帰り手術の普及や早期退院の促進につながっています．

慢性疾患（小児がん，代謝性疾患など）では，病院の主治医や専門看護師と協働しながら，自宅で療養する患者さんや家族が安心して安全に過ごす上で重要な役割を果たしており，不必要な入院を避けることにもつながっています．

また，英国では気管切開や人工呼吸管理など，常に医療的ケアが必要な子どもの家族に代わってナイトケア（家族の睡眠を確保するための自宅での夜間のケア代行）が提供されています．これらのケアを行うのは必ずしも看護師ではなく，トレーニングを受けた非資格職（看護師ではない）のスタッフが行うことも増えていますが，こうしたスタッフの指導，監督も CCN の重要な役割となっています．

緩和ケアの提供も CCN チームの重要な役割の 1 つです．病院と連携して，自宅での医療用麻薬による疼痛コントロールをはじめとした症状緩和，ショート・ブレーク（レスパイト・ケア），ターミナルケア，遺族へのサポートなどの緩和ケアを提供しています．

特筆すべきこととして，英国には小児緩和ケアに特化した訪問看護チームもあります．この活動は，その前年に死亡したダイアナ妃を記念し，彼女の

名にふさわしい事業として1998年に「ダイアナ・チーム(Dianna Community Children's Nursing Team)」が全国に8チーム設立されたことに始まります.

さらに2003年に政府発行宝くじの収益を基にした基金(New Opportunity Fund)が4800万ポンドを小児緩和ケアに関わる事業,ポストに対して3年間にわたって助成することになり,新たにNOFチームが誕生したことで,さらに発展していきました.

こうしたチームの活躍もあり,英国では在宅で死を看取られる子どもは,緩和ケアの対象となりうる小児全体の約30％に及びます(Department of Health, 2005).

小児がんアウトリーチ看護師の活動

小児がんが稀な疾患であることから,英国では1960年代から小児がん治療を行う専門施設の集約化が進みました.1977年に全ての小児がん専門施設が所属するUnited Kingdom Children's Cancer Study Group (UKCCSG)が立ち上げられ,このUKCCSGによって統一されたプロトコールが用いられるようになりました.

UKCCSGに所属する小児がんセンターは17施設あり,さらに10代患者のための施設が8施設(内3施設は両方併せ持つ)を加え,小児がん治療施設は全国で22施設に集約されました.その結果,治療成績は改善されましたが,遠方から受診する患者・家族にとってアクセス面で不便を強いることになりました.

そのため,一次,二次,三次医療機関の間での「ケアの分担」が促されました.しかし今度は,小児がんに関する知識や技術が十分ではない一次,二次医療機関のスタッフがケアを提供することに対する家族の不満を生じさせることになってしまいました.

このような地域と治療施設の間のギャップを埋めるための解決策として,1980年代中ごろに小児アウトリーチ訪問看護師(Paediatric Oncology Outreach Nurse Specialist: POONS)が誕生しました.実は,このPOONSのサービスは子どもを小児がんで亡くした遺族が基金を立ち上げ

て発足したという歴史があります．遺族たちは自らの経験から，がんの子どもが自宅で暮らすため（特に終末期）には専門家のサポートが必要であることを実感し，その実現のために基金を立ち上げたのです．

このように遺族団体のサポートによって始まったPOONSの活動は，当初の3つの慈善団体によって財政的に支えられ，各地で普及していきました．現在では全ての小児がん治療施設がPOONSのポストを設けています．

POONSの業務は，自宅訪問が最も多いですが，病棟や外来での対応，地域の連携病院の訪問，学校訪問，そして葬式の出席もあります．訪問以外では地域の医療者との会議やカンファレンスに多くの時間を割きます．小児がん患者は広域から受診しているため，自宅訪問には限界があり，様々な関係者と連携をとって小児がんの子どもの自宅での療養をサポートしていることが分かります．

このようにPOONSの活動は診断時から始まり，中心静脈カテーテルの管理，自宅での採血，化学療法，そして学校との連携によって教育の継続を最大限可能とすることもPOONSの役割となっています．なにより，終末期には緩和ケアを提供するためのコーディネーターとして中心的役割を果たしています．

英国においてPOONSは小児がんの子どもと家族にとって最も身近な医療者の1人として重要な存在となっています．POONSやCCNの活躍もあり，現在英国では小児の進行がんの在宅死亡率は8割近くに上っています（Goldmanら，2006）．

Department of Health. National Service Framework for Children, Young people and Maternity Services: Ⅲ Child Standard. 2004

Department of Health. National Service Framework for Children, Commissioning Children's and Young people's Palliative Care Services: 2005

Goldman A, et al. Symptoms in children/young people with progressive malignant disease: United Kingdom Children's Cancer Study Group/Paediatric Oncology Nurses Forum survey. Pediatrics 2006;117;e1179-e1186

Health Committee. The House of Commons Health Select Committee. Health services for children and young people in the community. 1997

Sidey A, et al. Textbook of Community Children's Nursing. Second edition. Elsevier. 2005

多田羅竜平. イギリスの小児訪問看護の歴史と現状. 訪問看護と介護 2008年 4-7月号

英国の小児緩和ケア・よもやま話

子どものホスピスってどんな施設？

　皆様は「子どものホスピス」という言葉にどのようなイメージを持たれるでしょうか．

　最近はわが国でも「子どものホスピス」という言葉を耳にする機会も増えましたが，実は日本で子どものホスピスのことが知られるようになったのは，ほんの数年前からのことです．

　一方，英国では 1982 年，オックスフォードに世界で最初の子どものホスピス「ヘレンハウス」が創設されて以来 30 年以上の歴史があり，現在ではすでに 40 を超す施設が活動しています．筆者自身も英国各地の子どものホスピスを訪問しましたが，それぞれが独自の個性を持っているのと同時に，共通して大切に守っている理念や実践があることを感じました．

　今回は，筆者の目から見た英国の子どものホスピスの理念と実践について紹介したいと思います．

ヘレンハウスの訪問

　「ヘレンハウス」を初めて訪問したのは 2005 年夏のことです．その頃，日本にはまだ「子どものホスピス」という言葉すらなかったといっても過言ではなく，全く未知の世界に踏み込む気持ちでオックスフォードに向かいました．オックスフォードに到着すると早速ヘレンハウスを探しに出かけました．かの有名なヘレンハウスですので，歩いていればすぐに見つかるだろうと高をくくっていました．

　ところが，地図を頼りに歩き回ってもなかなか見つけることができません．そして，ハウスがあるはずの通りを何度か往復した後に，やっと小さな"HELEN HOUSE"の看板を見つけることができました（図 1）．それは，住宅街の片隅に，それこそまるで誰かが住んでいる家のような佇まいで完全

に街の景観に溶け込んでいました.

　ヘレンハウスの門を叩くと早速,創設者のシスター・フランシスをはじめとするスタッフの方々が歓迎してくださり,施設を一通り案内してくださいました.私はその時,初めて子どものホスピスを目の当たりした感動を今でも忘れることはできません.そして,その時の感動が,これまで私が小児緩和ケアに取り組みつづけてきた原動力になっているといってもいいでしょう.

　一見,質素で家庭的な雰囲気の中には,子どもたちが楽しむための様々な部屋(光や音などの感覚を楽しむための部屋(multi-sensory room),映画などを見る視聴覚室,コンピューター室,工作室,ジャグジーなど),豊富な遊具,施設のどこからも目に入るきれいな庭,広いリビングがあり,子どもたち1人1人のために個室(勉強机,ソファ,ベッド,トイレ,浴室など一式が整っている)も8室用意されていました.

　そして何より子どものホスピスのスタイルを特徴づけるのは,子どもと家族とスタッフが皆一緒に丸いテーブルを囲んで食事をするダイニングルームがあることでした.どこのホスピスも例外なく,皆が一緒に食事をとるのはまさに「友として寄り添う(医療者としてではなく)」という理念を具現化した興味深い実践といえます.

　さらに,ホスピスならではの空間といえる,亡くなった子どもたちの名前がきれいに記帳された帳面や生前の子どもたちの写真が飾られている廊下の壁を見ながら,ここでは亡くなった子どもがいつまでも大切にされていることが見て取れました.

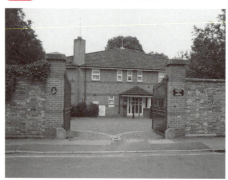

図1　ヘレンハウス(著者撮影)

ヘレンハウスには，子どもだけでなく家族も滞在できるように家族専用のスウィートルームが用意されています．また，泣きたいときに泣ける場所，亡くなった子どもとゆっくりと一緒にいられる部屋などもありました．ちなみに，道向いにも家族宿泊用の一軒家があり，実は私もそこに1週間泊らせていただいたのですが，家具一式が揃い普通に暮らせる素敵な家だったので，とても寛いで過ごせました．

　ハード面だけでなく，人員配置の面も圧倒されます．マンツーマンで子どもにケアを提供するために様々な専門性を持ったスタッフが配置されているのに加え，ファンド・レイジング（募金集め），食事の準備，施設管理など，たくさんの人たちが子どもたちや家族のために働いていました（利用する子どもは1日数人ですので，子どもの数より働いている人の数の方がずっと多いことになります）．

　なかでも，ファンド・レイジング部門の熱気はすさまじく，みんなで知恵を振り絞り，足を棒にして寄付集めに奔走しているのが印象的でした．それもそのはず，子どものホスピスは財源のほとんどを寄付に頼り，公的制度から独立した運営形態なのです．ちなみに，このように公的制度から独立した運営形態を「フリー・スタンディング（free-standing）」と言い，子どものホスピスに限らず，成人のホスピスをはじめ，慈善団体の活動は基本的にフリー・スタンディングです．そして，子どものホスピスのサービスは家族の宿泊を含め全て無料です．

　こうしたヘレンハウスの取り組みは，施設の美しさ，働く人たちの姿の美しさもさることながら，生命を制限する病気の子どもと家族を支えるための活動が，地域に根差した寄付に基づいて運営されているという，社会全体を包む精神の美しさに何よりも心を打たれます．

ヘレンハウスの誕生

　小児看護師の経歴を持つ修道女のシスター・フランシスはある日，2歳の脳腫瘍の女の子ヘレンの母親ジャクリンから相談を受けました．シスター・フランシスは，治療不可能と宣告されたヘレンを自宅に連れて帰って昼も夜もなく世話をしていたジャクリンが心身ともに疲れ果てていることを知りま

した．このようなジャクリンとの継続的な関わりの中でシスター・フランシスは「私にヘレンを預からせて欲しい」と提案したのです．

シスター・フランシスはヘレンのことをとても愛していましたので，彼女と過ごす時間はとても幸せでしたし，ヘレンも安心して過ごすことができました．そして家族は初めてリフレッシュの時間を得ることができるようになったのです．何度かヘレンを預かっているうちに，シスター・フランシスは「ヘレンと同じような子どもと家族は他にもいるはず．その子どもや家族の力になってあげたい」と感じ始め，難病の子どもと家族をケアする施設の設立を計画しました．

このようにしてシスター・フランシスとジャクリンの友情から生まれたアイデアは，その2年後の1982年，世界最初の子どものホスピス「ヘレンハウス」として実を結んだのです（Worswick, 2000）．

子どものホスピスの発展

ヘレンハウスの取り組みは英国全土に大きな影響を与えました．各地で子どものホスピス設立運動が盛り上がり，ヘレンハウスの設立後10年のうちに5つの子どものホスピスが新たに誕生しました．

1998年には子どものホスピスの全国組織「子どものホスピス協会」が発足し，全国津々浦々で「自分たちの暮らす街に子どものホスピスがないのは恥ずかしい」とばかりに次々と子どものホスピスが設立されていきました．現在では40施設を超す子どものホスピスが英国国内で活動を行っています．

また，ヘレンハウスに始まる子どものホスピスの活動は海を越え，1995年には海外で初めての子どものホスピス「Canuck Place」がカナダのバンクーバーに設立されました．ヨーロッパ大陸では1998年にBalthasarがドイツのオルペに設立されたのをはじめ，現在ドイツでは10施設の子どものホスピスが活動しています．

こうして世界の様々な国に子どものホスピスの活動が広がっています．中東アジアではBayt Abdullah Children's Hospice（クウェート，2005），東アジアではButterfly Children's Hospice（中国，2010）などアジアにも活動が広がっています．

わが国でも，英国の子どものホスピスとスタイルは異なるものの，2012年に大阪市立総合医療センターの緩和ケア病棟内に小児専用緩和ケア病床（Universal Wonder Room）が作られたのを皮切りに，淀川キリスト教病院ホスピス・こどもホスピス病院内に小児専用のホスピス病棟が作られました．そして2016年4月には，わが国で初めての小児専用の施設であり，フリー・スタンディングの子どものホスピスである「TSURUMIこどもホスピス」が大阪に誕生しました．

　このようにヘレンハウスに始まった子どものホスピスの理念と活動は地球の裏側まで到達し萌芽がしっかりと芽生え始めています．

子どものホスピスの環境―Home from home―

　子どものホスピスが共通して大切にしている理念は"Home from home"，つまり「病院ではなく第二の家である」という考え方です．子どもや家族が寛げるためには，病院的なストレスの大きい殺風景な環境よりも，家庭的で温かい雰囲気が重視されていることが大切です．子どものホスピスは一般に6～10床程度の小さな施設で，医療的な効率性よりも1人1人の個別のニーズやプライバシーが重視されています．

　そして，当初はもっぱら施設内でのサービスでしたが，現在では自宅への訪問によるサービス（ホスピス・アット・ホーム）を提供するチームを併せ持つホスピスも増えています．

　子どものホスピスが「病院ではない」というのは制度上の位置づけ（制度的な位置づけとしてはナーシング・ホームに近い）や環境面で家庭的な雰囲気の建物ということのみならず，**「病気であることすら忘れられる場所」**だということも意味していると感じています．

　病院では患者さんは患者の役割を果たすことが求められ，医療スタッフは患者さんを医学的に管理することが優先的に求められます．一方，ホスピスではお互いが患者と医療者の関係に束縛されず，どんな病気の子どもでも安心して過ごせる多職種的なアプローチを実践しつつも，人間同士の友人のような関わりが優先されるという理念を表していると言えるでしょう．

子どものホスピスのケア理念「友として寄り添う」

　子どものホスピスは，生命を制限する病気を持つ子どもとその家族を対象とした施設です．成人のホスピスでは，進行がん末期の患者さんが大半ですので，子どものホスピスも進行がんの子どもたちが多く利用する施設のように思われがちです．

　しかし実は，英国の子どものホスピスでは小児がんは利用者全体の1割以下で，多くは神経疾患や代謝性疾患など，がん以外の進行性の難病の子どもたちです．

　また，子どものホスピスの役割はターミナル・ケアを提供することのように思われがちです．しかし，施設によっても異なりますが，子どもたちの利用の中でいわゆるターミナル・ケアの占める割合は全体的には多くありません．

　2011～2012年のデータによると，英国全体で1年間に子どものホスピスを利用した子どもの数は7,638人おり（おそらく英国全体の生命を制限する病気を持つ子どもの半数程度が，子どものホスピスを利用していると推測されます），それらの子どもたちの中で1年間に死亡した子どもは701人でした．そのうち，子どものホスピスで死を看取られた子どもは147人（21%）です．

　つまり，子どものホスピスを利用している子どもの大半は病院や自宅で看取られており，子どものホスピスで最期を過ごす子どもは1施設当たり1年間に数人程度になります．多い施設でも死を看取るのは年間10人余りでしょう．終末期の子どもの最期を看取ることは子どものホスピスにとって大切な役割ではありますが，数としては比較的少ないものであることがわかります．

　実際には自宅で暮らしている難病の子どもたちが時折訪れて，遊んだり，寛いだりする場所であるとともに，家族が思い思いの過ごし方で休息できる（一緒に泊まってもいいし，帰宅してもいい）場所として利用されることが多いです．

　このように，病気の子どもたちが一時，施設で休息をとることを「ショート・ブレーク」と呼びます．かつてはレスパイト・ケアと呼ぶことが多かっ

たのですが，この言葉には「家族の負担を軽減するための預かりサービス」のニュアンスが強く，家族としては「自分のために子どもを預ける」ということに負い目を感じやすい側面がありました．子どものホスピスを利用することは，結果として家族の負担が軽減されることはあるにせよ，子どもと家族の身体的および心理・社会的苦痛が癒されリフレッシュすることが主たる目的であることを強調するためにも，現在は「ショート・ブレーク（ちょっとひと休み）」的なニュアンスを大切にしているように思われます．

このようにしてショート・ブレークを提供していく中で，病状の進行と共にその時が来て，ホスピスでの死を希望すれば看取りのケアにつながり，さらにビリーブメント・ケア（死別後のケア）へとつながっていきます．看取りの時期に限らず，常に友として寄り添い続けることで，社会的に孤立しがちな子どもとその家族を「孤独から解放すること」が子どものホスピスの最も大きな役割と言えるかもしれません．

余談

シスター・フランシスの言葉を紹介しておきます（Dominica, 1990）．
「たとえ家族が大きな苦しみの中にいたとしても，私たちはその苦しみの原因を取り除くことはできないし，抱える疑問に対して納得のできる答えを持ち合わせてもいません．それでも，彼らのそばに寄り添っていてあげることはできるはずです．単にプロの介護者としてだけではなく，見栄を張る必要のない信頼できる友人として，そばにいてあげることが大切なのです．」

ケア・チームの活動

子どものホスピスは看護師主導の施設です．ケア・チームは様々な職種の人たちで構成されており，その中心となるのは小児看護師と保育士（プレイ・スペシャリストも含む）です．

特に英国は，小児看護は看護学校の時から専攻が分かれており，小児への看護は専ら小児看護師（Paediatric Nurse）の役割となっているのが特徴です．他の職種としては，理学・作業・音楽・アロマなどの各種セラピスト

やチャプレンなどが様々な勤務形態で働いています．

　一方，子どものホスピスは小さな施設のため，スタッフの養成，ケアの質や専門性の維持・向上のための教育システムを充実させることが必ずしも容易ではありません．そのため，少なからずケアの施設間格差があることも感じました．

子どものホスピスの医師体制

　ほとんどの子どものホスピスには医師が常駐しておらず，近隣の一般医（GP）が輪番で出張回診に来るのとオン・コールで対応するのが一般的です．子どものホスピスは高度な小児医療を行うための施設ではありませんので，医師の業務は，紹介患者のサービス利用の適否判断，ケアプランの立案，症状管理など，多くはGPで対応可能な範囲のものです．

　ただし，病状が不安定な場合，特にターミナル期においては急な判断や処置が必要となる可能性があります．医師は日頃から子どもの状況をしっかりと把握した上で，緊急時の対応（蘇生の有無，希望する治療，転院の有無など）について事前に協議，計画し，近隣の病院などと連携を取っておくことが重要になります．そして，医療の進歩に伴い，より高度かつ安全な医療が求められる現在，家庭的な環境の維持と医学管理の強化との間のジレンマも子どものホスピスが抱える課題の1つとなっています．

　実際には，医師の力量によってホスピスのケア・レベルに差が出ることも少なくありません．そのため，小児緩和ケアを学ぶための大学のコースやセミナーなどもしばしば活用されています．私が専攻していたカーディフ大学の緩和ケア・ディプロマ・コースにもたくさんのGPが受講していました．まだ多くはありませんが，小児緩和ケア専門医（2007年に専門医として認定されました）も少しずつ誕生してきており，小児緩和ケア専門医が医学的なマネージメントに関わる子どものホスピスも増えてきています．

子どものホスピスでの死とその後のケア

　英国では埋葬する場合，葬式までに1週間以上かかることが少なくあり

ませんので，その間，遺体を安置しておく必要があります．

　子どものホスピスでは，子どもが死を迎えると葬式までの間とてもきれいな個室で安置されます（遺体が痛まないように部屋の温度を約8度に設定しています）．ご遺族がリラックスして過ごせるためのリビング・ルームがあり，しかも外部から隔離されたプライベートガーデンもありますので，周囲に気兼ねすることなく亡くなった子どもとともに時間を過ごすことができます．

　子どものホスピスでは，葬儀が終わった後もご遺族が望む限りビリーブメント・ケア（死別後のケア）が提供されます．遺族の訪問を受けたり，自宅に訪問したり，電話で連絡したり，必要に応じて専門機関を紹介したりなどの形でビリーブメント・ケアを継続的に行っています．

子どものホスピスの財政基盤

　イギリスの医療は基本的に National Health Service（NHS）と呼ばれる公的サービスによって営まれていて，税金を主たる財源としています（医療費は原則無料です）．一方，子どものホスピスはフリー・スタンディングのサービスであり，財源は基本的に寄付に頼っています（利用者の自己負担はありません）．

　子どものホスピスの運営費は，地域や規模によっても異なりますが，最低でも年間2～3億円程度は必要だと言われています．そのため，どこのホスピスでもファンド・レイジング（募金活動）の専任スタッフが中心となってチャリティ・ショップ，自前の宝くじ，コンサート，ランなどのチャリティ・イベント事業，遺産の寄贈，地域住民や地域企業からの寄付など，あらゆる方法で戦略的にファンド・レイジングを行っています．

　子どものホスピスが抱える最も大きな不安は，言うまでもなく財政基盤の脆弱性にあります．人々のホスピスへの関心が低下すれば，あるいは寄付先としての信頼を失えば，たちどころに経営が立ち行かなくなってしまいます．英国ではかつて，多くの成人ホスピスが財政危機からケアの質低下に陥った経験もあり，子どものホスピスも常に危機感を持って対応しています．

なぜ，子どものホスピスはフリー・スタンディングの活動なのか

　では，このような財政上の不安を抱えながらも，なぜ子どものホスピスはフリー・スタンディングの活動にこだわるのでしょうか．公的制度にのっとり財政的な安定を得た方が得策なのではないかという考えも当然わき起こります．

　それは1つには，公的制度ではカバーし難いニーズが病気の子どもたちにはたくさんあるからです．例えば，病気の子どもたちは病気や障害のために自分のやりたいこと，挑戦したいことを実現するチャンスが奪われ，それは結果として成長の機会が奪われることになります．いろんな仲間と一緒に過ごすことができず，それは結果として社会的に孤立することにつながります．常に介護が必要だったりすると親から自立することができず，それは結果として自尊心を損ないかねません．このような，普通の子どもたちが普通に享受できることが，病気であるために十分に享受できないことがたくさんあるのです．

　親も，安心して寛げる時間も場所もないまま，子どもの看病と他のきょうだいの世話に明け暮れることになります．病気の子どものきょうだいは，親が十分に時間をとって一緒に過ごしてもらえないことが少なくありませんので，やりたいことがあっても，我慢しないといけないことがたくさんあります．しかし，これらのニーズを公的制度で賄うことは必ずしも容易ではありません．

　一方，寄付に基づくフリー・スタンディングな立場の慈善事業は，社会の連帯感や互助意識に依拠して，営利に捉われず経済的に自由な立場を得ることによって，営利企業や公的サービスでは対応が困難なアンメット・ニーズ（unmet needs）に対して自由にアプローチすることが可能になります．つまり，子どものホスピスの本質的な役割は，公的サービスや営利企業では達成困難なミッションに優先的に取り組むことにあると言えるでしょう．

　実際，公的サービスとして，子どもにショート・ブレークを提供する病院や福祉施設や自宅で子どもに緩和ケアを提供する組織は，英国にたくさんありますが，それらは決して「子どものホスピス」とは呼ばれていません．あくまでも，フリー・スタンディングな慈善活動を基盤とした緩和ケアの施設

および活動を「子どものホスピス」と呼ぶことが英国での共通認識になっていると言えます．ちなみに，Hospice at home team もフリースタンディングによる在宅緩和ケアチームの名称です．

英国型の子どものホスピスを日本で実践するための課題

　ここまで紹介してきた英国の子どものホスピスの活動を，そのまま日本に持ってきてうまくいくのでしょうか．日本で子どものホスピスを実践する上での課題を少し検討してみたいと思います．

●ショート・ブレークのための宿泊サービス●

　英国の子どものホスピスで，子どもたちが1人で個室に泊っているのを見ていると，日本の子どもは大丈夫かなあ，と少し心配になります．そもそも，英国では子どもは生まれて間もなくから個室に1人で寝るようにしつけられますので，家族みんなで川の字になって寝るというような習慣もありません．これはもともとベッドの文化と布団の文化の違いもあるのかもしれませんが，わが国では特に幼少な子どもは親と一緒に寝るのが一般的だと思います．

　ショート・ブレークのための宿泊を考えた場合，日本で生まれ育った病気の子どもたちが子どものホスピスに行ってあえて慣れない個室に1人で泊りたいと思うだろうか，少なくとも10歳に満たない幼少な子どもには難しいのではないかと感じています．

　そもそもわが国においては，濃厚な医療的ケアを要する重症心身障害児のショート・ステイはニーズも多く実践が確立していると思います．しかし，より心身の機能が正常に近い病気の子どもを宿泊で預かるショート・ブレークについてはモデルがほとんどありませんので，どのようなニーズがどのくらいあるのか質的にも量的にもよくわかっていません．ひょっとすると宿泊より日帰りの方が好まれるということもあるかもしれません．

　宿泊のショート・ブレークを実施するためには，子どもの生活スタイルを配慮しつつ，潜在的なニーズをつかみながらケア・モデルを構築していくことが必要でしょう．

●個別のマンツーマン・プログラム●

　日本では親が子どもを預ける場合，保育所や託児所のような集団保育がほとんどですが，英国ではベビー・シッター（細かくいうと，ナニーやチャイルド・マインダーなどいろいろな職種があります）が広く普及していることからもわかるように（メアリー・ポピンズはあまりに有名ですね），「子どもをマンツーマンで他人に預けること」がわが国に比較して日常生活に根付いています（ちなみに，仕事などやむをえない事情のためだけでなく，映画を見たり，オペラに行ったりといった自分の時間を自由に過ごすために利用することも少なくないようです）．

　このような背景もあり，子どものホスピスは基本的にマンツーマンでの個別ケアが基本です．ただ，いろんな年齢，いろんな病態，いろんなニーズのある1人1人の子どもに個別のマンツーマン・プログラムを計画・実施することはそれほど簡単ではありません．子どもの要望に沿ってゲームやアニメばかりに没頭するのも問題がありそうですし，かといって大人の価値観に沿って教育効果の高いプログラムばかりを強要するのも子どもにとっては窮屈かもしれません．

　子ども自身も一日中，親から離れて，誰かがマンツーマンで付きっきりで遊んでくれるという設定に馴染みがないと，どう過ごしたらいいか戸惑うこともあるかもしれません．むしろ親や他の仲間と一緒に過ごす方が安心することもあるでしょう．

　子どものホスピスの中で，どのような人材がどのようなプログラムを構築すればよいのか，わが国の病気の子どもたちのニーズに見合った新しいモデル作りが必要でしょう．

●子どものニーズに合わせた雇用体制の整備●

　子どもは平日の日中は学校に行くことが優先されますので，就学期の児童の利用は平日の放課後，週末，長期休暇に偏ることが予想されます．英国の子どものホスピスでも同様の傾向がありますが，これはスタッフの雇用体制上，難しい問題を生じさせます．

　子どもたちの利用しやすい時間帯の設定とその時間帯特有のニーズに見合ったプログラムを提供するためには安定した雇用体制の実現が不可欠です．

通常，働くのは月～金曜日の9時～17時が基本だと思いますが，業務があまりに平日の夜と週末に偏ると働ける人が限られてしまい，雇用がままならなくなることも危惧されます．一方，平日の日中を中心に営業するとすれば，対象者は幼児と学校に行けない（行かない）学童期の子どもが中心にならざるをえず，利用者が限定されかねません．

医療提供体制の整備

　子どものホスピスにおける医療をどのように確保するのかも問題です．英国のGPのように，近隣の診療所から医師に訪問してもらうとしても，協力してもらえる医師の確保が可能かどうかという問題があります．業務の性質上，全て無償のボランティアというわけにもいかないでしょうから，適切な報酬を支払う必要があります．それは①ホスピスが直接支払う，②保険診療として診療報酬から支払う，③福祉制度に基づく助成，④患者さんの自己負担などが考えられますが，いずれも一長一短であり容易に導入できません．

　例えば，訪問診療の診療報酬を得るとすれば，通院が困難な患者に対する居宅での診療が原則です．しかし，「子どものホスピスは第二の家」とは言っても，子どもの「居宅」とみなしうるかどうかは微妙です．そもそも子どものホスピスに来られるのなら，訪問診療の対象にならないと解釈される可能性もあります．

　診療報酬の問題だけでなく，診療に伴う責任の所在を含めて，子どものホスピスで医師が診療を行う場合にはその扱いについて十分に検討しておく必要があります．

看取り期の課題

　英国とわが国では，とりわけ非がんの子どもを看取る上での医療者のコンセンサスが必ずしも共通しているわけではありません．

　例えば，英国では神経筋疾患や進行性の中枢神経疾患などにおいても，死が避けられない場合，挿管を伴う人工呼吸管理をはじめとする侵襲的な生命維持治療を行うことは比較的に稀で，がんの場合と同じように自然な死を看取ることが一般的です．私自身，子どものホスピスを訪れた折に最も大きな驚き，というよりも衝撃を受けたのは，様々な病気の子どもたちが自然な死

を受容し，安らかに死を迎えることを大切にしている姿，精神についてです．
　というのも，わが国ではがんにおいては小児でも成人でも終末期には自然な死を許容して生命維持治療を施さないことがコンセンサスを得られていますが，非がんの子どもの終末期における生命維持治療については病状によって対応は様々です．致死的な染色体異常などの例外を除き，人工呼吸管理，厳重なモニター管理をはじめとした生命維持治療が選択されることが少なくありません．
　子どものホスピスで死を看取るにあたっては自然な死の受容に向けた治療方針や医療体制について十分にコンセンサスを形成することが重要でしょう．

●ファンド・レイジング●

　日本でフリー・スタンディングな子どものホスピスを運営する上で多くの人が心配するのは，寄付をちゃんと集められるのかということです．わが国で慈善団体が何億円もの寄付を安定的に獲得することは決して容易ではありません．単純に寄付を呼びかけるだけでは十分な財源を得ることができないことは明らかです．
　子どものホスピスの運営には持続可能で大規模なファンド・レイジングのシステム構築が不可欠なのは言うまでもありません．

　このように，英国の子どものホスピスの取り組みをそのまま日本に持ってきても，必ずしもうまくいくとは限りません．日本の文化や制度，そして何より病気の子どもと家族のニーズに見合ったサービス内容，組織体制，運営方法，そして社会の醸成（情勢）をしっかりと見据えながら，実現可能な活動から地道に始めていくことが求められるでしょう．

ACH. The children's hospice service toolkit.
ACH. Guidelines for good practice in a children's hospice. 2001.
ACT & RCPCH. A guide to the Development of Children's Palliative Care Services. 2nd edition. London. ACT. 2003.
Dominica F. The partnership between parents and professionals in caring for children with life-limiting conditions. In: Baum JD, et al. ed. Listen. My child has a lot of living to do. Oxford University Press, New York, 1990
Worswick J. A House Called Helen-The development of hospice care for children-. 2nd Ed. Oxford University Press, 2000

英国の小児緩和ケア・よもやま話

32 生命維持治療の差し控え・中止のガイドライン

　英国は子どもの生命維持治療の差し控え・中止に関する法的，倫理的，医学的検討を積み重ねながら，模範的判例，倫理指針（ガイドライン），実践の手引き（ケア・パスウェイ）などを整備しています．今回は，英国小児科学会（RCPCH）が発行する「生命維持治療の差し控え・中止のガイドライン」を中心に，英国における生命維持治療の差し控え・中止の扱いについてみてみたいと思います．

生命維持治療の中止は違法行為なのでしょうか？

　英国では，これまで積極的安楽死の法解釈について議会を含めて繰り返し議論されていますが現在まで一貫して違法行為と見なされています．そこで問題となるのは，もし積極的安楽死が違法行為であるとするならば，延命治療の中止も同じ性格の行為として違法と見なされるのか，ということです．

● Airedale NHS Trust v Brand 訴訟 ●

　英国において生命維持治療の中止について初めて司法の場で争われたのはAiredale NHS Trust v Brand 訴訟（1993年）です．この裁判では，生命維持のために経管栄養を要する遷延性植物状態の青年の栄養チューブを抜去し，自然な死を受容することが法的に認められるかどうかが問題となりました．

　最終的に「生命維持治療を中止するという医師の行為は不作為の範疇に含まれうる．生命維持治療を開始しないことと中止することはいずれも同じ不作為であり法的に差異がない」との判決が示され，裁判所は患者に苦痛を与える経管栄養の中止を許可しました．

　こうして，生命維持治療の中止は，積極的安楽死とは異なり無条件に違法

行為と見なされるものではないこと，治療を開始しないこと（差し控え）と同じ性格の行為（不作為）であることが司法によって法的に認められました．

ここでいう「不作為」とは，「積極的な延命策を講じない」ということで，「患者を故意に医療行為によって死に至らしめたのではなく，避けられない死に対して積極的な生命維持治療を行わないこと」と理解されているということです．

あくまでも患者にとって生命維持によって得られる利益に比べ，その治療によって生じる苦痛などの不利益が勝る場合，あるいはそもそも治療そのものが無益と思われる場合に，治療を中止した結果，患者が死亡したとしても，それは生命維持治療を開始しないのと同じく，あくまでも自然の経過を見守った結果によるものであり，殺すことを意図して行った行為ではないと理解されています．そもそも英国では，ある行為を犯罪と見なすかどうかは，「作為かどうか」が重視されています．例えば，医療者の過失によって患者が死亡した場合，基本的に犯罪と見なされることはありません．よほどのことがない限り医療上の過失責任は刑事事件ではなく，民事上の問題として扱われています．

●Bolam test●

そして，英国では医師の不作為に伴う民事上の法的責任に関しては，半世紀以上前に起こされた Bolam v Friern HMC 訴訟（1957年）が判例として大きな影響を与えています．

この裁判において「責任団体の意見に従った不作為については医師の過失責任を免れる」との判決が出されて以後，不作為が責任団体の意見に従ったものかどうか確認することを"Bolam test"と呼び，医師の法的責任の有無の判断に用いられてきました．そのため，生命維持治療の差し控えや中止が法的に認められるのかどうかを判断する際にも Bolam test は重要な判断材料になります．

つまり，英国では生命維持治療の差し控え・中止に関して責任団体によるガイドラインを設けることは，すなわち Bolam test を満たす法的条件を整備しているということでもあるのです．

ガイドラインにはどのような拘束力があるのでしょうか？

英国では，生命維持治療の差し控え・中止に関するガイドラインとしては，① General Medical Council（GMC）[*1]のガイドライン，② British Medical Association（BMA）[*2]のガイドライン，そして③英国小児科学会（Royal College of Paediatrics and Child Health: RCPCH）が1997年に発行した「小児の生命維持治療の差し控えおよび中止に関するガイドライン "Witholding or Withdrawing Life Saving Treatment in Children: A Framework for Practice（2004，2015年に改訂）"」の3つのガイドラインがあります．

これら3つのガイドラインはそれぞれの立場での責任団体として指針を示したものですが，なかでもRCPCHのガイドラインは小児科医を代表する責任団体の倫理委員会による見解として，小児の生命維持治療の差し控えと中止について具体的な法的・倫理的枠組みを示したものとなっています．つまり小児科医にとってのBolam testの役割をもつといえます．

なお，RCPCHのガイドラインは，小児医療をめぐる状況の変化，とりわけ関連する新しい法律の制定（Mental Capacity Act 2005, Children and Families Act 2014など），患者・家族の権利や意思決定のプロセスを支援するシステムの改善（PALSなど），緩和ケア領域の発展（生命維持治療の差し控え・中止前後における緩和ケアの提供体制の充実，「挿管チューブ抜管の手引き」の発行など）に伴い，2015年に改訂されました．

これらのガイドラインの法的拘束力はBolam testという間接的な法的根拠に基づいたものであり，絶対的なものとは言えません．むしろ，ガイドラインの拘束力は本来，法的拘束力があろうと無かろうと（場合によっては，法的に縛ることが望ましくないからこそ），その組織に所属するものに対して守るべき規範（掟）を示したものです．これらの規範を遵守しなければ，法的に制裁を受けるかどうかは別にして，組織のルールに基づくペナルティを課せられる可能性があることは，その組織に所属する医師にとって拘束力

[*1] General Medical Council（GMC）：英国の医師登録について管轄する審議会
[*2] British Medical Association（BMA）：英国の医師会

となります．

　なかでも特に組織的な拘束力を持つのは GMC のガイドラインです．なぜなら GMC は医師の職業上の振る舞いが不適切と判断されれば，医師登録（医師免許）に関わるペナルティを課す権限を有しているからです．GMC は必ずしもガイドラインの遵守を義務付けてはいないものの，ガイドラインに反する医療行為を行う場合にはしかるべき根拠が求められることになっています．

　つまり，英国では責任団体の出しているガイドラインは，Boram test として間接的な法的拘束力を有すると同時に，医師として英国で活動していく上での行動を直接的に拘束する実効力を有していることが理解できます．

生命維持治療の差し控えと中止は倫理的に異なる医療行為なのでしょうか？

　RCPCH のガイドラインでは，「生命維持治療の差し控えと中止は倫理的に差異がないこと，そして子どもの最善の利益に見合わない生命維持治療を中止することと開始しないことはどちらも等しく医師の義務に反するものではないこと」を明記しています．だからといって，英国の医療者が必ずしも生命維持治療の差し控えと中止を同質と感じているわけではなく，多くの人は心情的に差し控えより中止により抵抗を感じているといわれています．しかし，そのような傾向があったとしても，それが治療方針の決定に影響するべきではないとガイドラインは提言しています．

　実際の臨床現場を見てみると，英国の小児集中治療室で死亡した子どものうち半数以上が生命維持治療の中止を施されていたと報告されています（Sands ら，2009）．さらに，ヨーロッパの集中治療室の調査でも，集中治療室で死亡する患者の大半は生命維持治療の中止や制限によるものであり，心肺蘇生が試みられることは少ないことが報告されています（Devictor ら，2011）．このように，欧米各国で生命維持治療の中止が集中治療室をはじめ医療現場で広く受け入れられていることを示す報告は枚挙にいとまがありません．

　むしろ，生命維持治療を行うべきか否かを明確に判断できない段階では，

まず生命維持治療を開始し，その後，見通しがより明らかになり生命維持治療が望ましいものではないと判断された時点で治療の中止を検討することが推奨されています．「疑わしきは生命の利益に」といわれるように，回復の見込みが明らかではない段階では救命を優先し，その是非を後に吟味すること（治療を中止することを含めて）は医師の義務に見合った行為であると理解されてきているといえます．

どのような病状の患者において生命維持治療の中止が許容されるのでしょうか？

　当然のことながら，人には生きる権利があり，生命維持治療が手控えられることは無条件に許されることではありません．原則として，医師をはじめとする医療者は，患者の救命に全力を尽くすことが求められています．しかし一方で，いかなる状況においても生命維持治療を行うことが，法的，倫理的に義務付けられているというわけでもありません．つまり，臨床現場では，

表1 生命維持治療の制限が適切な状況

①生命に量的な限界がある場合
　治療ができない，あるいは有意な生命維持を期待できない場合は，生命維持治療を行うことが最善の利益につながらないかもしれない．
例：脳幹死，治療の甲斐なく生死が間近に切迫している状態，死が差し迫ってはいないが，死が避けられない状態で生命維持を図ることが利益とならないとき

②生命に質的な限界がある場合
　治療によって生命維持は図れるかもしれないが，疾患や治療そのものによる苦痛・困難を緩和することができない状態．
例：治療による苦痛・困難がそれによって得られる利益を凌駕しえないとき，病状による苦痛・困難が激しく生命の延長によって得られるメリットを上回るとき，病状が重篤なために生命維持によって得られるメリットを享受する能力を欠くとき

③判断能力を有する者が治療を拒否する場合
　子どもが十分な理解をもって繰り返し治療の差し控えや中止の意思を示し，医療チームおよび親によってその意思が支持される場合には治療を行う義務はない．ただし，見通しが不明瞭な場合はいったん治療を行い，状況がより明らかになった時点で適切に判断することが求められる．

「生命維持治療を手控えてはいけない患者さん」と「生命維持治療が望ましくない患者さん」を何らかの基準に基づいて判別することになります．

では，どのような状況であれば実際に生命維持治療が患者さんにとって望ましくないと見なされるのでしょうか．新しいRCPCHのガイドラインによると，3つの状況においては生命維持治療の中止，差し控えが望ましいとされています．表1にその要旨を紹介します．

なお，旧ガイドラインでは「生命維持治療の差し控え・中止を考慮しうる5つの状況」を示していたのですが（表2），今回のガイドライン改定に伴って「5つの状況」は姿を消し，新たに「3つの状況」が示されています．いずれも理念の本質は変わらないのですが，「5つの状況」は表現が抽象的で解釈が多様になりがちな印象があったのですが，今回の「3つの状況」はコンセプトがより明瞭に示されています．

表2 旧RCPCHガイドラインに提示された生命維持治療の差し控え・中止を考慮しうる5つの状況

① The "Brain Dead" Child
　二人の医師が脳幹死を診断した場合
② The "Permanent Vegetative" State
　ケアを全て依存し，外界への反応が永久に断たれている場合
③ The "No Chance" Situation
　延命治療が苦痛を引き伸ばすに過ぎない状態
④ The "No purpose" Situation
　延命可能かもしれないが心身障害が著しい状態
⑤ The "Unbearable" Situation
　子どもや家族がこれ以上の治療による苦痛は耐えられないと感じる状態

誰がどのように判断するべきなのですか？

上記の要件において，生命維持治療の差し控えや中止を検討するにあたっては，子どもの最善の利益を最優先に考慮しながら，予後の見通し，治療や病気に伴う苦痛は耐えうるものなのか，治療に伴うリスクはどの程度見込むべきか，といった判断が求められています．ただ，その判断は必ずしも全員一致するとは限りません．では，果たして誰がどのように意思決定すればい

いのでしょうか．このような問題を踏まえ，RCPCHのガイドラインは意思決定のプロセスにおいて共有しておくべき，法的，倫理的枠組みを詳細に示しています．

　法的枠組みのポイントとしては，児童法（Children Act, 1989）に基づく親権の法的位置づけや親の責任，判断能力法（Mental capacity act, 2005）に基づく16歳以上の未成年の法的立場，判断能力を有する16歳未満の子どもの扱いなど，治療方針の決定に関わる親や子どもの関わり方について記載されています（▶▶ 7．子どもの自己決定権の項）．

　こうした法的に配慮すべきことや先述のような医療者の義務として配慮すべき倫理的枠組みを踏まえて，医療チームと親（可能であれば子ども本人も含めて）との間の治療方針決定における望ましい実践のあり方が示されています．重要な点をいくつか簡潔に紹介します．

医療チーム内の意思決定

　医療チームの全てのメンバーは治療方針決定の一員とみなされます．全てのメンバーは意見を述べる機会が設けられ，その意見はそのメンバーの知識，経験などに相応して尊重されます．医療チームのメンバー全員の意見の一致を常に求めることは現実的ではないことを踏まえつつ，主治医たる上級医（Consultant）は意思決定の協議を主導し，治療方針について最終的な責任を追わなければなりません．

　なお，医療チームのメンバーは一人ひとりの良心に照らし合わせて治療方針に従えない場合は診療への関与を辞退できます．

家族との協議

　生命維持治療の差し控え・中止が選択肢として医療チーム内での合意が得られた場合，親との協議を行います．可能であれば患者本人，そしてきょうだいを含めた家族，その他の子どもや家族が指名する人（宗教的な助言者や友人など）も必要に応じて加わります．

　治療方針の決定には原則として親権者との間の同意が必要ですが，主たる責任は医療チームが負います（医療行為は医師のみに認められた行為であり，その責任は基本的に実施する医師に生じる性質のものです）．そのことは，

家族の自責の念を軽減することにもつながります．

●意見が食い違う時●

　もし医療チームと親との間で合意が得られにくい場合は，解決に向けて様々な方法を検討する必要があります．どのような場合でも，基本的には時間をかけてお互いの理解を深めるための丁寧なコミュニケーションを，場合によっては様々な人たち（各領域の専門家などを含めて）のサポートを得ながら，行うことが推奨されています．しかし，お互いのコミュニケーションによる合意形成が困難な場合は，第三者の関与が必要となります．

　医療的な内容に関する解釈の相違については，第三者的な医療者によるセカンドオピニオンが有効な場合があります．

　倫理的な判断に関して意見の相違がある場合については，臨床倫理委員会や倫理コンサルテーション・サービスによる協議，問題点の分析，助言などを得ることができます．これらのサービスは第三者性を担保するための独立した関与が求められます．

　宗教的な問題が生じている場合には，宗教的な指導者による助言や問題解決が有益な場合があります．

　最近新たに導入されたシステムとして PALS（Patient Advice and Liaison Service）をどこの病院でも活用することができます．PALS は，病院の医療や健康の問題について患者や家族がプライバシーの保たれた中で相談や助言を得ることができます．裁判所による解決に至る前に ADR（Alternative Dispute Resolution）による仲裁サービスの利用も増えています．

　このような様々な解決策を講じても意見の調整が難しい場合には，法的な助言が必要となります．病院内の法律担当者に相談することもできますし，家庭裁判所のサポート・サービスを電話でも利用することもできます．

　最終的に裁判所での解決が必要ということになれば，高等裁判所での司法介入による解決が図られます．

　このように，患者さんや家族との間の意思決定が適切に行われるための重層的なシステムが構築されていることは，わが国においても大いに参考になるものと思われます．

治療費を払えないことを理由に治療が中止されることはあるのでしょうか？

英国では「貧しくて治療費が払えないから」とか「生命維持治療をし続けることは家族の負担が大きいから」といった理由で生命維持治療が手控えられることはありません．国民は誰でも公的医療を無料で受けることができます．また，病気の子どもを持つ家族に過度の負担がかからないように公的なサポート体制が手厚く保障されています．

親が子どもの障害を悲観して治療を拒否したらどうなるのでしょう？

英国ではこれまで，一貫して重篤な病気や障害を持つ子どもの権利を支持してきています．したがって親が障害児の延命のための治療を「障害を持って生きるのは子どもが不憫だから」という理由で拒否したとしても原則として法的に認められません．

1981年のB訴訟は，手術で救命できるダウン症候群の子どもの手術を親が拒否したため，病院が当該医療行為を行わないことの違法性の有無を確認するために起こした訴訟ですが，裁判所は「子どもの生活が明らかに耐え難いもの（demonstrably awful）でない限り，死を強いられるべきではない」として親の訴えを退け，手術が実施されました．

逆にいうと，このB訴訟の判決は「明らかに耐え難い生活」を一生の間余儀なくされる子どもにまで延命のための治療を求めているわけではないともいえます．

親権者は医師に対して子どもへの生命維持治療を強要できるのでしょうか？

RCPCHのガイドラインの発行後，子どもの生命維持治療の中止をめぐってその是非を争う初めての裁判（C訴訟）が1998年に行われました．この裁判は1歳の脊髄性筋委縮症（SMA）の子ども（Cとする）が急な呼吸不

全のために救急搬送され，一旦は気管内挿管を伴う人工呼吸管理を行いましたが病状が改善しないため，生命維持治療を中止するべきか否かをめぐって親と医療チームとの間で合意に至らず訴訟となったものです．RCPCH のガイドラインが司法の場でどのように扱われるのかという点でも注目を集めた裁判です．

　医師の判断は，「この子ども C は RCPCH のガイドラインによるところの『チャンスのない状態』であり，長期にわたる人工呼吸管理は C にとって最善の利益とはいえず，苦痛を引き延ばすものであるため，挿管チューブを取り除いた上で呼吸が停止しても蘇生を差し控えることが望ましい」というものでした．

　一方，親権者たる両親は C の生命維持治療を中止するという医師の方針に同意できず，治療の継続を求めました．病院側は人工呼吸管理を中止することの承認を裁判所に求め，その結果，裁判所は人工呼吸管理を中止するとともに緩和ケアを提供することが C にとって最善の利益であるとの判断を示しました．さらに，この裁判では判決の中で「生命維持治療を中止するかどうかの倫理的判断は主治医が行うべきものであり，裁判所は治療における倫理的な判断を行う権限はない．」との見解が述べられています．

　このようにイギリスでは，病院側が子どもの生命維持治療の中止の承認を求めた訴訟については，責任団体の意見に従っている限り，一般的に病院側（主治医）の求めに応じて生命維持治療の中止が認められる傾向が強いといえます．つまり，裁判所は「医師の良心に反する医療行為を医師に強制する権限を持たない」とする立場を明示してきたといえます．

　これは，「生命維持治療の中止は純然たる医療行為であり，その最終的な判断は医療の専門家である医師のみに認められた権限である」というプロフェッショナリズムの考え方に基づくものです．それだけに医師集団を代表する責任団体によって作成されたガイドラインの意義，位置づけはとりわけ大きなものであるといえます．

A Care Pathway to Support Extubation within a Children's Palliative Care Framework. First edition. ACT 2011.

British Medical Association. Withholding and withdrawing life prolonging medical treatment: guidance for decision making. BMA 2007.

Devictor DJ et al. Forgoing life support: how the decision is made in European pediatric intensive care units. Intensive Care Med 2011; 37: 1881-7

General Medical Council. Treatment and care towards the end of life, London: GMC 2010.

Royal College of Paediatrics and Child Health. Withholding or Withdrawing Life Saving MedicalTreatment in Children: A framework for practice, London: Royal College of Paediatrics and Child Health 1997.

Sands R, et al. Characteristics of deaths in paediatric intensive care: a 10-year study. Nurs Crit Care 2009: 14(5): 235-240

英国の小児緩和ケア・よもやま話

慈悲的な抜管
(Compassionate Extubation)

　前項では，英国での小児の生命維持治療の差し控え・中止に関する倫理指針（ガイドライン）について紹介しました．しかし実際に，気管内挿管を伴う人工呼吸管理を中止するということは，ただ法的倫理的妥当性に関するルールを遵守してチューブを抜去すればいいというものではなく，子どもへの適切な症状緩和をはじめとした医学的な対応と家族への十分な心理的サポートが不可欠です．

　つまり，生命維持治療を中止するということは，決して治療やケアを全て中止するわけではなく，子どもの最善の利益を守るとともに，子どもと家族に最大限の緩和ケアを保証することが何よりも大切であると言えます．

　このような理念に基づいて，生命維持治療の中止，とりわけ終末期の子どもの気管内チューブを抜管することは「Compassionate Extubation（ここでは「慈悲的な抜管」と訳します）」とも呼ばれ，英国小児緩和ケア協会（ACT）のケア・パスウェイをはじめ様々な手引きが運用され，よりよい実践に向けての工夫がなされています．

　ここでは，英国においてどのように「慈悲的な抜管」が実施されているのか紹介したいと思います．

生命維持治療を中止することのコンセンサス形成

　生命維持治療の中止にあたって重視しなければならないことは，意思決定の共有に向けて家族（本人の意思が確認できる場合は本人も含めて）との丁寧なコミュニケーションを心がけることです．

　まずは，医療者は家族に病気の現状と見通し（特に，病状の回復が見込めず早期の死が避けられないこと），そして想定しうる治療のオプションについて分かりやすい言葉で正確に説明し，家族が十分に理解していることを確

認します（理解しづらい場合は自由に質問できることを保証します）.

その上で，医療者と家族の間で侵襲的な生命維持治療を継続することが子どもの最善の利益に見合わないという判断についてコンセンサスを確認します．RCPCHのガイドラインを活用することも推奨されています．

子どもの生命維持治療の中止を決断するということは当然のことながら家族にとって大きなストレスとなり，ジレンマに苦悩することも少なくありません．このような困難の中にある家族に対しては，なにより医療者は治療中止の意思決定を親と協働して行う姿勢が大切です．具体的には，①共感的な態度で接すること，②協議には十分な時間をとること，③子ども本人の意思が示されていればその意向を尊重すること，④最終的な治療方針の決定を家族のみに押し付けないこと（医療行為の責任はあくまでも医師にあります），⑤継続的に関わり続けること，などの配慮が必要です．

こうして方針が共有できれば，具体的な抜管の実施に向けて，実施後の計画を立て，関係者間であらかじめ共有しておきます．

なお，もし医療チームと家族の間でコンセンサス形成が難しい場合は，病院の倫理コンサルテーションチームや法律相談，他院でのセカンドオピニオン（医療相談，法的相談），司法による法的介入などによって解決を図ることも可能です（▶▶32．ガイドラインの項）.

場所と環境の調整

方針の決定に続いて次の課題は，子どもとの最期の時間を，家族をはじめとした周囲の人たちが安らかに過ごせるように場所や環境を調整することです．できる限り，家族（もちろん可能な限り，子ども自身の希望にも耳を傾ける必要があります）の希望する場所で最期の時を過ごせることが望ましいことは言うまでもありません．自宅や親族の家を希望する場合もあれば，病院や子どものホスピスを希望する場合もあります．

実際には，英国では「自宅」に子どもを移し，そこでの抜管を希望することも少なくありません．自宅で抜管し死を看取る場合は，地域の医療者（担当のGPや小児訪問看護師，緩和ケアチームなど）との連携・コミュニケーションが不可欠です．医療者だけでなく，宗教的なサポート，死別後のサ

ポートなど地域の様々な関係者の関与にも配慮が必要です．

　気管内チューブを抜去した後，予想を超えて呼吸状態が安定し自発呼吸で生存し続けることがあります．病院であれば，そのままケアを継続することはあまり問題ありませんが，自宅で抜管を実施した際にこのような状況が生じた場合，継続的な治療やケアをどこで誰が行うのか（時間外の薬剤管理を含めた24時間の対応が必要），あらかじめ地域の医療機関との間で役割を明確にしておくことが推奨されています．地域での対応が難しい場合は病院や子どものホスピスでの受け入れも検討します．

●子どものホスピスの場合●

　子どもや家族が自宅を希望しない場合（例えば，親がすでに離婚しており，どちらかの自宅で過ごすことを望まないケースも少なくありません），自宅で死を看取ることが医学的条件や体制的に困難な場合，あるいは馴染みのスタッフに見守られ最期の時間を過ごしたい場合など自宅に代わる場所として「子どものホスピス」を選択することもあります．

　子どものホスピスは，自宅に似たアットホームな雰囲気であることを基本理念としているため，環境的に子どもと家族にとって望ましい選択肢の1つとなります．さらに，子どものホスピスは終末期の症状緩和に長け，家族が最も困難な場面に直面している時の心理的なサポートについても経験が豊富です．また，子どもが死を迎えた後も，特別な部屋で安置することが可能であったり，外から隔離されたプライベートガーデンがあったり，死別後の遺族へのケア（ビリーブメントケア）も継続的に行われるといった特徴があります（▶▶33．子どものホスピスってどんな施設？の項）．

●病院の場合●

　病院を療養場所として選択する場合，とりわけ集中治療室はプライバシーへの配慮が十分ではなく，機械に囲まれた無機質な場所である上に，周囲が濃厚な救命治療を受けている中，自分たちだけ積極的な集中治療から撤退することへのためらいや子どもへの罪悪感を増幅させることもあります．

　そのため，可能な限り家族のストレスが軽減でき，プライバシーが保てる病室に移るか，それも難しい場合，間仕切り，周囲に声や音が漏れない隔離

された空間を設け，可能であれば死別後もしばらく子どもと過ごせるようなスペースの確保などの環境の調整が行われます．希望に応じてチャプレン（病院のチャペルを管理する牧師さん）などのスピリチュアルなサポートを受けることもできます．

抜管に伴う苦痛な症状の緩和

　こうして，家族の意思決定のサポート，実施場所の環境調整を行った上で，実際に抜管を行うにあたっては，子どもが苦痛を感じないように適切な症状緩和が必要となります．

　具体的な方法としては，徐々に呼吸器の設定を下げていき，その途中で生じる喘ぎや呼吸困難，不穏などの症状を，薬剤を用いながら適切にコントロールし，最終的に症状が緩和され，家族の心の準備が整った段階で抜管するというのが一般的です．

　このように徐々に設定を下げていくことで，直ちに抜管するのと比べ症状の緩和が施しやすく心の準備が図りやすくなります．しかし一方で，抜管までの時間が長くなりすぎると，それだけチューブ挿入に伴う苦痛な時間が長くなるため，可能な限り迅速な抜管へ向けての準備と症状緩和を図ることも考慮する必要があります．

　呼吸困難による苦痛に対しては，モルヒネなどのオピオイドとミダゾラムなどのベンゾジアゼピン系鎮静薬を用いることで緩和することが一般的です．抜管後に気道浮腫による閉塞が予想される場合はコルチコステロイドをあらかじめ投与しておきます．

　筋弛緩薬は呼吸困難を緩和する効果や鎮静の効果がなく，呼吸筋の働きを停止させるものであり，人工呼吸管理下にない状態での使用は症状緩和とは呼べず，使用すべき薬剤とは考えられていません．さらに言うと，意図的に呼吸を停止させる薬剤の使用は積極的安楽死とみなされうるため法的な観点からも推奨されていません．

死別後のサポート

　子どもとの死別は，親やきょうだいをはじめとした家族にとって，とてもつらく悲しい出来事であることは言うまでもありません．

　特に，生命維持治療の中止の後に死を迎えた場合，家族は「その選択は正しかったのか」「安らかに死を迎えさせてあげられなかったのではないか」「最後に人工呼吸管理になってしまい申し訳なかった」「最期に家に連れて帰ってあげられなかった」などの自責の念や後悔，疑問，といった様々な感情が押し寄せてくることも少なくありません．

　英国では，このようなつらい最中にある家族へのサポートとして，一定期間ののちに（死別後，2ヵ月ぐらいが多い）子どもの主治医との面談が設定されていたり，同じような経験を持つ遺族によるピアサポート，生前の子どものことをよく知る医療スタッフによるフォロー，専門家による心理療法など，重層的なビリーブメント・ケア（死別後のケア）のシステムが整っています（▶▶ 34. ビリーブメントの項）．

- ACT. A Care Pathway to Support Extubation within a Children's Palliative Care Framework. First edition. 2011.
- Royal College of Paediatrics and Child Health. Witholding or Withdrawing Life Sustaining Treatment in Children: A framework for practice, 2nd Edition. London: Royal College of Paediatrics and Child Health 2004.

英国の小児緩和ケア・よもやま話

ビリーブメント・ケアの実践
（リバプールの活動を中心に）

ビリーブメント・ケアの国家的な指針

　英国では，医療は公的なサービスとして原則無料で受けられます．税を財源とするため，EBM に基づいた医療の標準化が広く進められており，基本的には国家的な診療ガイドラインに沿って医療が計画され提供されることが求められています．死別後の疾病率や死亡率の上昇など死別という経験が遺族の心身に与える健康上の問題が指摘されており，その対策が求められていることも影響し，ビリーブメント・ケアについては国家的な指針も示されています．

　National Institute for Clinical Excellence（NICE：国家的な診療ガイドラインを作成する機関）による「がん緩和ケアのガイドライン」では，ビリーブメント・ケアを 3 つの構成要素（コンポーネント）に分類しています（表1）．

　死別に関わる全ての医療機関は「構成要素 1」の役割を果たさなければならず，かつ他のコンポーネントへどのようにアクセスすべきかについて熟知しておくことが求められています．提供すべき情報の主要な部分はリーフレットを通じて，死別体験に関する情報やサポートへのアクセスに関する情報を提供することが推奨されています．

　NICE の「小児がん診療のガイドライン」では，ビリーブメント・ケアは終末期のケアから始まることが重視されており，生前から家族の心理状態や今後生じうるニーズについて評価しておくことが求められています．

　そして，子どもを亡くしたすべての遺族は必要に応じて，①専門的なビリーブメント・ケアを受けられるようにアクセスが保障されること，②きょうだいのニーズが把握されること，③ホスピスなど他の組織との協働を図る

表1 ビリーブメント・ケアにおける3つの構成要素

構成要素1
　グリーフとは正常な反応であり，ほとんどの人は専門家による介入を必要としない．しかし，多くの人は死別後のグリーフについて十分理解しているわけではないので，「死別」とはどのような体験なのか，そして何らかのサポートを必要とした場合どのようにアクセスすればいいのか，などについての情報提供を行う．

構成要素2
　必ずしも専門家でなくてもいいが，死別体験を振り返るためにフォーマルなサポートを必要とする人がいる．ボランティアのビリーブメント・サポート・ワーカーや自助グループ，宗教団体，コミュニティ・グループなど様々な人たちによってサポートの活動が実施されている．

構成要素3
　わずかな数ではあるが，専門家の介入を必要とする人がいる．専門家の介入としては，精神科の診療，心理療法，専門的なカウンセリング，専門的な緩和ケア・サービス，一般のビリーブメント・サービスがある．死別した子どもや若者に対する専門家の対応も含まれる．

こと，④全ての家族は指定されたキーワーカーのサポートを受けられること，⑤子どもとの死別を経験した全ての医療スタッフはサポートを受けられること，などが推奨として示されています．

　また，英国保健省が発行している"When a Patient Dies"（小児は"When a Child Dies"）は，公的医療機関が患者さんの死の直後に行うべき実践についてのマニュアルとなっています．家族へのサポートに加え，死別後の死亡診断書発行や検視などへの対応の仕方を含め，病院が行うべき行動などの指針が示されています．また，各医療機関はビリーブメント責任者を幹部レベルで任命することが義務付けられています．

公的医療機関のビリーブメント・サービス

ロイヤル・リバプールこども病院（RLCH）の場合

　RLCHでは，患者さんの死別後はビリーブメント・ケア・パスウェイを用いるのが標準的です．このパスウェイは，スタッフによる死後の記載項目

の確認，剖検についての対応，メメント（手形，足形，髪の毛，写真などの記念の品）作りの提案，遺体の扱い方，死別直後の家族の仕事（死亡届の提出，葬儀の手配など）への助言，地域のビリーブメント・サービスについてのリーフレットの手渡しなど，死別直後のサポートに関するパスウェイとなっています．また，ビリーブメント・ケアのキーワーカーの設定，死後のスタッフ・ミーティングの開催なども盛り込まれています．

　特筆すべきは，全てのケースで主治医による約2ヵ月後の面会を予約することになっていることです．この面会は，子どもと死別した遺族にとって，闘病の振り返り，病気に対する疑問の解決（遺伝に関する問題も含めて），死別後のグリーフへのサポートなどの機会となっています．加えて，病院のビリーブメント・ケア担当者がフォローアップの電話や手紙での連絡をすることもあります．

　また，英国では契約している一般医（General Practitioner: GP）が健康上の問題に関する窓口になっていますので，GPに情報を提供したり，生前にホスピスなどとかかわりがある患者さんであれば，それらの団体によるフォローアップもあるため担当者に連絡しておくことも大切です．

　RLCHにはビリーブメント・サポート・サービスという専門の部署があります．この部署は，死別後の家族のサポートやコーディネート，子どもの死別に関わる様々な手続き的な作業のサポート（場合によっては検視や警察との対応なども），遺族と関わる医療スタッフへの助言やサポート，Bereavement Suite（遺族がなくなった子どもと面会するための部屋）での遺族のサポートなどがあります．

　このBereavement Suiteというのはどういう場所かというと，英国では葬儀まで1週間以上かかることが少なくないため，それまで病院内で遺体を安置しておくのですが，その間に遺族が亡くなった子どもと面会することができる場所です．

> **余談**
>
> 　ロイヤル・リバプール子ども病院はヨーロッパで最も大きな子ども病院の1つで，ビリーブメント・ケアもとても充実しています．実は，この病院でかつて大きなスキャンダルがあったのですが，それはある医師が親に内緒で亡くなった子どもの遺体から組織を採取していたのです．これが大きな問題となり，その後この病院では子どもの死別後の取り扱いや家族のサポートなどについて厳しく改善が求められることとなりました．
> 　その結果，ビリーブメント・サービスの専門部署を設置したり，とても綺麗で立派な Bereavement Suite を設けたり，ビリーブメント・ケア・パスウェイを作成したりといった形で，全国でも最も進んだビリーブメント・ケア・サービスが展開されるに至っているのです．スキャンダルをただ叩くのではなく，過ちから学び，よりよいものへと改善していく努力に敬服します．

Child Death Helpline

　Child Death Helpline とは，RLCH で始まった取り組みで，その後ロンドンの子ども病院と協働して，全国的な無料電話サービスとして発展した子どもを亡くした遺族のための活動です．この活動の電話スタッフは，全て子どもを亡くした経験のある遺族のボランティアです．ボランティアはトレーニングを受けた後，専門家のサポートによってサービスを提供することによって質を担保しています．

　このサービスは専門的なカウンセリングを目的としたものというよりは，傾聴と情報提供が中心です．サービスは年中無休で提供されています．

専門的なビリーブメント・ケア

　英国では専門的なビリーメント・ケアを提供する組織がいろいろありますが，英国を代表する子どもを亡くした遺族をサポートするための施設の1つが，RLCH に隣接する Alder Centre です．

　Alder Centre では，RLCH で死亡した子どもの遺族を中心に，遺族へのカウンセリングや医療者のトレーニング，情報提供を行っています．個別のカウンセリング，グループ・ワーク，家族でのセラピーなど専門家による

カウンセリングだけでなく，同じく子どもを亡くした経験のある遺族による面談や定期的な会合も行っています．先の Child Death Helpline もここが管理・運営しています．

　地域の中にも，治療的介入のためのカウンセリングや心理療法，精神科受診（英国では，精神科医だけでなく，精神保健専門看護師も地域に配置されています）といったサービスを紹介してもらうことも可能です．ただし，どこの治療施設でも何ヵ月もの予約待ちが常態化しているという問題があります．

　宗教的，あるいはスピリチュアルなニーズへの対応として一般的にアクセスしやすいものとして病院やホスピスには必ずチャプレンのチームによるサービスがあり，彼らは宗教的なサポートやスピリチュアル・ケアを提供しています．

●慈善団体によるビリーブメント・サービス●

　英国ではビリーブメント・ケア（死別後のケア）が様々な組織によって提供されていますが，その主体は慈善団体です．全国におけるビリーブメント・ケアの活動全体の 8 割が慈善団体によるもので，ケアを提供している人の 9 割がボランティアであると言われています．慈善団体に対しては，全国の代表的な慈善団体のコンソーシアムが作成した "Standards for Bereavement Care in the UK" がその指針となっています．

　子どもを亡くした遺族に対するサービスに特化した慈善団体の代表的なものの 1 つに The Compassionate Friends（TCF）があります．TCF は，子どもを亡くした経験のある遺族たちによって運営される全国的な自助組織で，子どもを亡くした親，兄弟，祖父母へのサポートを行っています．活動内容は多岐にわたりますが，地域のサポートグループによる援助，電話でのサポート，死別後のグリーフなどについて記載されたリーフレットなどによる情報提供，インターネットを用いたフォーラム，イベントの開催などを行っています．

　また，慈善団体によるビリーブメント・ケアとしては，各地域の子どものホスピスも大きな役割を果たしています．

Guidance on Cancer Services. Improving Outcomes in. Children and Young People with Cancer. NICE. 2004

Guidance on Cancer Services. Improving Supportive and Palliative Care for Adults with Cancer. National Institute for Clinical Excellence. 2004

Standards for Bereavement Care in the UK. Bereavement Care Standards UK project. 2001

When a patient Dies: Advice on Developing Bereavement Services Department of Health. 2005

子どもたちの笑顔を支える小児緩和ケア

2016年12月1日　第1版第1刷 ©

著　者	多田羅竜平　TATARA, Ryohei	
発行者	宇山閑文	
発行所	株式会社金芳堂	

〒606-8425 京都市左京区鹿ヶ谷西寺ノ前町34番地
振替　01030-1-15605
電話　075-751-1111（代）
http://www.kinpodo-pub.co.jp/

組　版	堀　美紀
印　刷	亜細亜印刷株式会社
製　本	有限会社清水製本所

落丁・乱丁本は直接小社へお送りください．お取替え致します．

Printed in Japan
ISBN978-4-7653-1705-4

JCOPY ＜(社)出版者著作権管理機構　委託出版物＞

本書の無断複写は著作権法上での例外を除き禁じられています．複写される場合は，そのつど事前に，(社)出版者著作権管理機構（電話 03-3513-6969，FAX 03-3513-6979，e-mail: info@jcopy.or.jp）の許諾を得てください．

●本書のコピー，スキャン，デジタル化等の無断複製は著作権法上での例外を除き禁じられています．本書を代行業者等の第三者に依頼してスキャンやデジタル化することは，たとえ個人や家庭内の利用でも著作権法違反です．